파자마 스트레칭

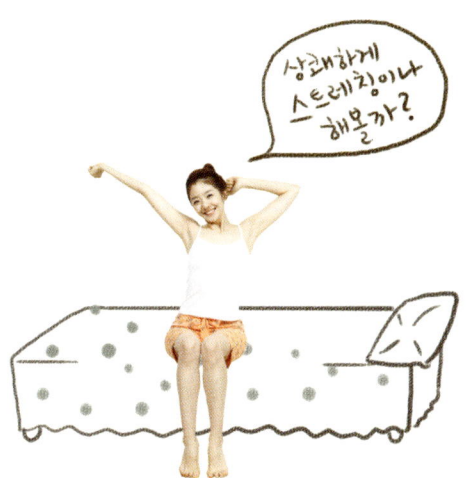

상쾌하게 스트레칭이나 해볼까?

도움 주신 분들
이너웨어 이랜드그룹 헌트, 바디팝 www.eland.co.kr
트레이닝복 아디다스코리아
사은품 DHC코리아
헤어&메이크업 정현정파라팜 02-540-6353

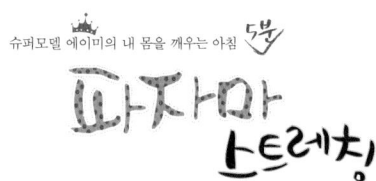

슈퍼모델 에이미의 내 몸을 깨우는 아침 5분
파자마 스트레칭

펴낸날 초판 1쇄 2010년 3월 5일 | 초판 8쇄 2012년 2월 10일

지은이 에이미 | **감수** 김지훈

펴낸이 임호준
이사 이동혁 | **편집장** 김소중 | **편집** 윤은숙 장재순 나정애 김영혜 권지숙 이민주 윤세미
디자인 이지선 왕윤경 | **마케팅** 강진수 이유빈 | **경영지원** 김의준 나은혜 | **e-비즈** 표형원 공명식 최승진

펴낸곳 비타북스 | **발행처** ㈜헬스조선 | **출판등록** 제2-4324호 2006년 1월 12일
주소 서울특별시 중구 태평로1가 61 | **전화** (02) 724-7636 | **팩스** (02) 722-9339
홈페이지 www.vita-books.co.kr | **블로그** blog.naver.com/vitabooks

사진 조은선 | **디자인** 문예진 | **조판** 윤지회

ⓒ 에이미, 2010
사진 ⓒ ㈜헬스조선

이 책은 저작권법에 따라 보호를 받는 저작물이므로 무단 전재와 무단 복제를 금지하며,
이 책 내용의 전부 또는 일부를 이용하려면 반드시 저작권자와 ㈜헬스조선의 서면 동의를 받아야 합니다.

ISBN 978-89-93357-30-1 14510
ISBN 978-89-93357-28-8 (set)

책값은 뒤표지에 있습니다. 잘못된 책은 바꾸어 드립니다.

슈퍼모델 에이미의 내 몸을 깨우는 아침 5분

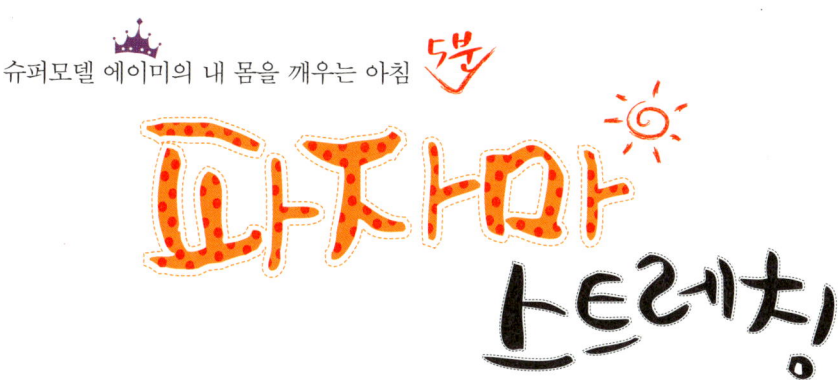
파자마 스트레칭

에이미 지음
김지훈 감수

비타북스

추천하는 글

내 몸을 깨우는 아침 5분 스트레칭

아침에 눈을 뜨자마자 바로 씻거나 아침식사를 하는 등 하루를 시작하는 당신이라면 기상 후 5분 동안 스트레칭을 권한다. 그 시간 동안 더 잠을 자고 싶다는 생각이 들더라도, 일주일만 매일 아침 5분씩만 투자해보자. 출근길이 가볍고, 하루가 가벼울 것이다. 아침에 기분이 상쾌한 것은 아드레날린 계통의 호르몬이 분비되기 때문인데, 새벽과 아침 운동은 이러한 호르몬 분비를 더욱 촉진시킨다. 특히 이른 아침의 스트레칭이나 운동은 다이어트에도 좋다. 새벽에 자고 난 후 7~8시간의 공복 상태에서 움직이면, 피하와 간에 축적되어 있던 지방이 에너지원으로 사용되어 체내 지방량이 줄어들기 때문이다. 따라서 별다른 질환 없이 단순히 체중만 많이 나가거나 지방간이 있거나 중성지방, 콜레스테롤 수치 등이 높은 사람들에게는 아침에 가벼운 스트레칭과 몸풀기 운동이 더 효과적이다.

아침에 몸이 무겁고 피곤할수록 스트레칭이 중요하다. 가벼운 스트레칭은 혈류를 개선하여 뇌는 물론, 말초신경까지 산소를 공급하는 데 도움을 줄 뿐 아니라, 밤 사이 휴면 상태에 있던 근육의 움직임을 활성화시키기 때문이다. 스트레칭은 신진대사를 촉진시키고, 소화와 장 기능 활성화에도 도움을 주어 배변 기능에도 도움을 준다. 식후에는 움직임 자체가 부담스러울 뿐 아니라, 섭취된 탄수화물이나 당분 등이 주 에너지로 소모되므로 체중 조절 효과가 적기 때문에 식전, 특히 기상 후 스트레칭이 더 좋다.

한편 아침에는 근육이나 관절의 유연성이 저하된 상태이므로, 가볍고 부담이 적은 스트레칭부터 시작하는 것이 좋다. 특히 고혈압 환자와 심혈관질환자는 새벽에 갑자기 운동을 하면 혈압을 올리는 교감신경 물질이 자극돼 고혈압이 악화되고 뇌출혈 위험이 높아지므로, 무리한 강도의 스트레칭이나 운동보다는 몸을 가볍게 풀어주는 기분으로 쉽고 부드러운 동작부터 시작한다. 스트레칭이 점차 지루하고 재미없어지면, 신나고 경쾌한 음악을 들으면서 하면 스트레칭 효과를 좀 더 높일 수 있다. 혹은 조용한 음악으로 느린 동작을 반복하거나, 점차 근육의 움직임을 키우는 스트레칭을 해주면 명상 효과까지 얻을 수 있다. 밴드나 수건, 물통 등 다양한 기구를 이용해서 스트레칭 효과를 높일 수도 있다. 만일 자세가 좋지 않거나 체형이 바로 잡히지 않은 경우에는 짐볼 스트레칭이 체형 교정에 도움이 된다. 근력이 부족한 경우에는 맨손 스트레칭보다 덤벨 등을 이용하면 운동 효과를 높일 수 있다.

오늘부터 당장 슈퍼모델 에이미의 아침 5분 스트레칭으로 당신의 건강하고 활기찬 아침을 열어보자.

김하진_365mc 비만클리닉 수석원

활기찬 아침을 여는 파자마 스트레칭

사람이 잠들면 근육도 잠들어 있다. 대부분 혈류는 주로 내부기관에 있고, 근육에는 약간의 혈류만 흐른다. 그래서 아침에 눈을 뜨면 무기력하고 나른함을 느끼게 된다. 이럴 때 스트레칭을 하면 뇌와 근육으로 혈류가 흐르면서 근육이 깨어나고 온몸에 활기를 느낀다. 몸이 개운하기 때문에 마음 또한 편해진다. 아침에 하는 스트레칭은 근육이 경직되서 생길 수 있는 근육 경련을 막고 혈류를 증가시켜 체온을 상승시킨다. 이렇게 되면 몸의 산소 이용을 더 원활하게 하고 신체 활동이나 운동을 할 때 에너지 대사율을 증가시킨다. 스트레칭은 또 근육의 기능을 향상시키고 관절의 가동 범위를 증가시킨다. 유연함을 증가시켜서 근골격계의 부상을 줄여주는 효과도 있다.

유연성이 좋다는 말은 움직임에 제한이 적다는 말이고, 즉 그만큼 몸의 가동범위가 넓다는 것을 의미한다. 별것 아닌 것처럼 보이지만 운동할 때나 일상생활에서 이는 엄청난 강점이 된다. 유연성이 떨어지는 사람은 움직임에 제약이 많아 부상당하기 쉽다. 예를 들어, 허벅지 근육의 유연성이 적은 사람은 그만큼 다른 부위에 통증이 생길 가능성이 높다. 허벅지 근육이 해야 할 일을 허리나 등 쪽의 근육이 더 해야 하기 때문에 그 근육의 부상 가능성이 그만큼 커지게 되는 것이다. 이런 상태가 지속되면 필요 이상으로 사용을 많이 한 허리나 등을 보호하기 위해 자세가 비틀어지게 된다. 한마디로 예쁜 자세가 나올 수 없는 몸이 된다.

만약 독자의 평소 자세가 바르지 않고, 몸의 여러 부위에 통증이 있다면, 자신의 유연성에 이상이 있는 게 아닌지 생각해 보라. 유연성은 다른 체력 요소보다도 더 일찍 노화가 시작된다. 20대만 지나도 유연성이 떨어져서 초등학생 때는 편안하게 했던 동작을 하지 못하는 경우가 많다. 유연성은 스트레칭을 꾸준히 해주지 않으면 급속하게 나빠지는 특성이 있기 때문에 규칙적으로 꾸준하게 해야 한다. 그러면 우리 몸은 충분히 유연해질 수 있다.

스트레칭은 척추와 골반의 변형을 막고, 잘못된 자세를 바로 잡아 어깨통증 및 각종 신경기능장애(두통, 만성피로, 소화불량, 부종, 변비 등), 부인과 질환을 예방한다. 일상생활에서 쓰지 않거나 긴장을 많이 해서 굳어버린 근육을 풀어주어 접질리거나 삘 수 있는 부상도 막을 수 있다. 따라서 가벼운 것부터 격렬한 운동에 이르기까지 모든 종류의 운동을 좀 더 쉽게 할 수 있도록 유연성 훈련을 하는 게 좋다. 또 스트레칭은 신진대사를 원활하게 해주고 근육량을 증가시켜 칼로리 소모가 늘어나 비만 예방과 치료에도 매우 효과적이다.

최영미_월간 「헬스조선」 편집장

차례

추천하는 글 4 / 이 책을 보는 법 8 / Let's Try 10

01 왜, 아침 5분 파자마 스트레칭인가?

슈퍼모델 에이미의 아침을 여는 5분 스트레칭 14 / 당신의 하루를 바꿔주는 마법의 5분 스트레칭 15 / 내 몸을 깨우는 아침 5분 프로그램 16 / 유연한 사람이 건강하다 17 / 나는 얼마나 유연할까? 18 / 나는 뻣뻣한가, 유연한가? 21 / 무리하지 말고 가볍게 스트레칭 하자 22 / 스트레칭 효과를 100배 UP시키는 4가지 방법 23 / 오감을 깨우면 아침 스트레칭이 쉬워진다 24

02 아름다운 몸을 만드는 요일별 스트레칭

♥ **기본 스트레칭** 기지개 펴기 28 / 허리 틀기 29 / 넓적다리 풀어주기 30 / 골반 관절 풀어주기 31 / 옆구리 스트레칭 32 / 코어 깨우기 33

♥ **월요일** 복부 깨우기 34 / 엉덩이와 허벅지 깨우기 35 / Let's Break~! 식탐 퇴치&예방법10 36

♥ **화요일** 탄탄한 복부 만들기 38 / 목 근육 이완시키기 39 / 비틀어진 상체 교정하기 40 / 바른 자세 만들기 41 / Let's Break~! 잘못된 자세가 건강을 망친다 42

♥ **수요일** 뒷목 혈액순환 시키기 44 / 어깨 혈액순환 시키기 45 / 뭉친 다리 근육 풀어주기 46 / 어깨결림 풀어주기 47 / Let's Break~! 생활습관을 바꾸는 니트 다이어트 48

♥ **목요일** 척추골 바로잡기 50 / 아름다운 허리선 만들기 51 / 온몸 긴장 풀어주기 52 / 변비 해소하기 53 / Let's Break~! 변 모양으로 '내 건강'을 알 수 있다? 54

♥ **금요일** 어깨 근육 풀어주기 56 / 어깨와 등 군살 빼기 57 / 날씬한 허벅지 만들기 58 / 튼튼한 무릎 만들기 59 / Let's Break~! 레이저 제모, 매끈하고 당당한 여자가 되는 법 60

♥ **토요일** 팔뚝살 빼기 62 / 어깨·옆구리 살 빼기 63 / 골반 이완시키기 64 / 전신 이완시키기 65 / Let's Break~! 키위솔잎가루팩 vs 발아현미달걀팩 66

♥ **일요일** 엉덩이 척추 이완시키기 68 / 복부 근력 키우기 69 / 머리 맑게 하기 70 / 혈액순환 시키기 71 / Let's Break~! 잇 헤어 스타일 72

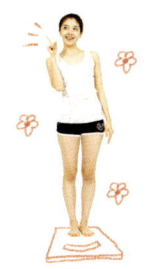
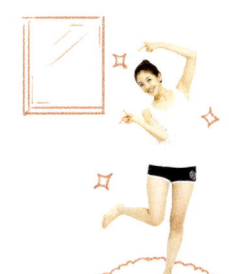

03 건강한 몸을 만드는 콘셉트 스트레칭

♥ **활력을 주는 얼굴 스트레칭** 얼굴 부기 빼기 76 / 눈두덩과 눈밑 부기 빼기 77 / 화장 잘 받는 얼굴 만들기 78 / 탄력 있는 볼 만들기 79 / 또렷한 얼굴선 만들기 80 / 입체적인 얼굴 만들기 81 / 다크서클 없애기 82 / 광대뼈 완만하게 하기 83 / 이중턱 없애기 84 / 콧대 바로 세우기 85 / 처진 눈꼬리 올리기 86 / 예쁜 입매 만들기 87 / 기미 주근깨 없애기 88 / 촉촉한 피부 만들기 89 / 사각턱 갸름하게 하기 90 / Let's Break~! 얼굴 주름이 말해주는 나의 표정 습관 91

♥ **체지방 연소 스트레칭** 아름다운 S라인 만들기 92 / 볼륨감 있는 가슴 라인 만들기 93 / 탄력 있는 팔 라인 만들기 94 / 황금 골반 라인 만들기 95 / 아찔한 등 라인 만들기 96 / 애플 히프 라인 만들기 97 / 매끈한 등허리 라인 만들기 98 / 탄력 있는 배 근육 만들기 99 / 날씬한 허벅지 만들기 100 / 날씬한 발목 만들기 101 / Let's Break~! Good Bye~ 변비 102

♥ **힐링 스트레칭** 굽은 허리 펴주기 104 / 굳은 허리 풀어주기 105 / 골반 유연하게 만들기 106 / 굳은 어깨 풀어주기 107 / 뭉친 어깨 풀어주기 108 / 딱딱한 어깨 풀어주기 109 / 몸을 따뜻하게 하기 110 / 긴장 풀어주기 111 / 혈액순환 시키기 112 / 고관절 이완시키기 113 / 골반 들어 올리기 114 / 엉덩이 군살 빼기 115 / Let's Break~! 피부, 잘 먹어서 다스려라? 116

♥ **기능성 스트레칭** 어깨 피로 풀기 118 / 피로 해소시켜주기 119 / 고관절 유연하게 만들기 120 / 허리·옆구리살 빼기 121 / 튼튼한 허리 만들기 122 / 엉덩이 살 빼기 123 / 머리 맑게 하기 124 / 뇌 혈액순환 시키기 125 / 활기 불어넣기 126 / 어깨 풀어주기 127 / 지방 분해하기 128 / 다리 피로 풀어주기 129 / 다리 체지방 분해하기 130 / 뇌에 산소 공급해주기 131 / 두통을 없애주는 목 늘리기 132 / 굳은 어깨 풀어주기 133 / 머리 맑게 하기 134 / 눈 피로 풀기 135 / 척추 바로 세우기 136 / 다리 부기 빼기 137 / 손목 관절 풀어주기 138 / 신체 단련하기 139 / Let's Break~! 세탁기&침대, 세균과 동거 현장 140

♥ **기구 스트레칭** 밴드로 종아리 스트레칭 142 / 밴드로 어깨 스트레칭 143 / 덤벨로 옆구리 스트레칭 144 / 덤벨로 굽은 어깨 교정하기 145 / 볼로 척추 펴기 146 / 볼로 상체 이완하기 147 / 수건으로 척추 펴기 148 / 수건으로 굽은 등 펴기 149 / Let's Break~! 파인 옷 입기엔 몸에 난 여드름이 많아요 150

이책을 보는 법

운동 효과
스트레칭을 함으로써 몸의 각 부분에서 일어나는 효과를 설명했습니다. 이 스트레칭을 하면 내 몸의 어디가 좋아지는지 잘 알아보세요.

Check Point
동작을 취할 때 주의해야 할 점을 꼼꼼하게 정리했습니다.

NG
동작을 취할 때 틀리기 쉬운 점을 꼼꼼하게 정리했습니다.

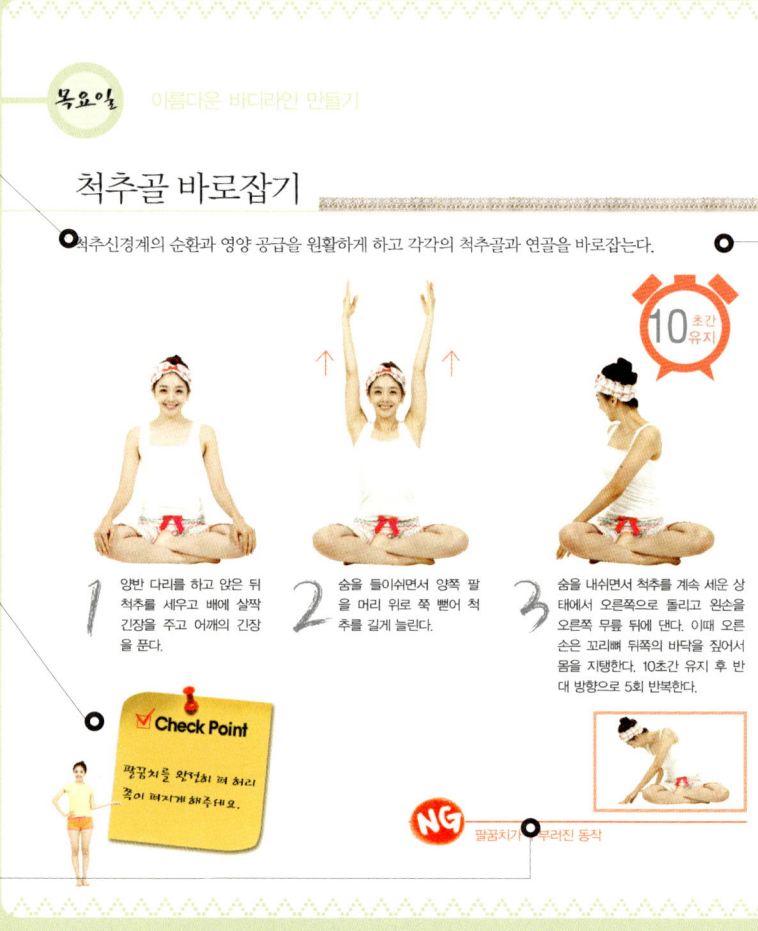

운동 부위
스트레칭 동작을 할 때 운동이 되는 몸의 부위를 정리했습니다.

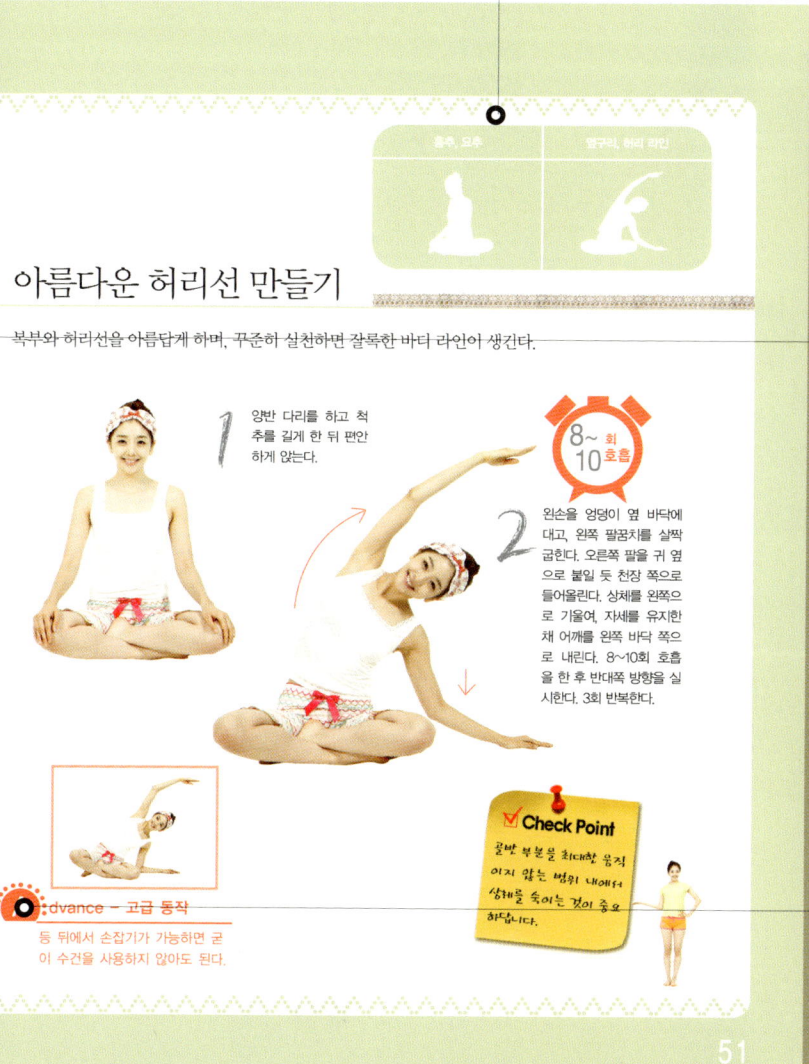

아름다운 허리선 만들기
복부와 허리선을 아름답게 하며, 꾸준히 실천하면 잘록한 바디 라인이 생긴다.

동작 유지
스트레칭 동작 과정 중 그 자세로 머물러 있어야 하거나 호흡을 유지해야 하는 시간을 표시해두었습니다. 가장 중요한 동작이므로 잘 보고 따라하세요.

Advance 고급 동작
단기간에 빠른 효과를 얻고 싶거나 동작을 여러 번 따라 해서 고난도의 동작을 할 수 있을 때 도전해보세요.

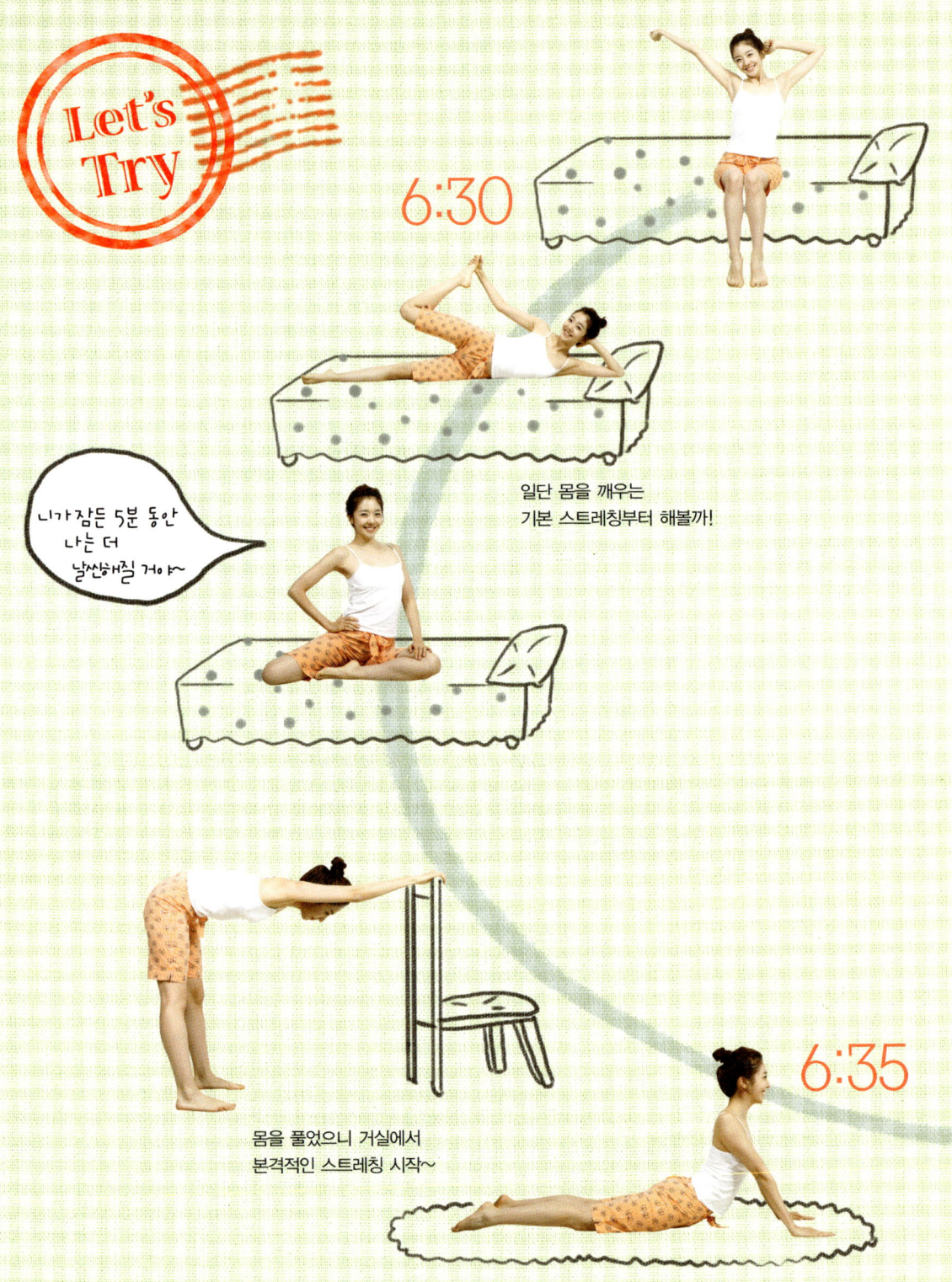

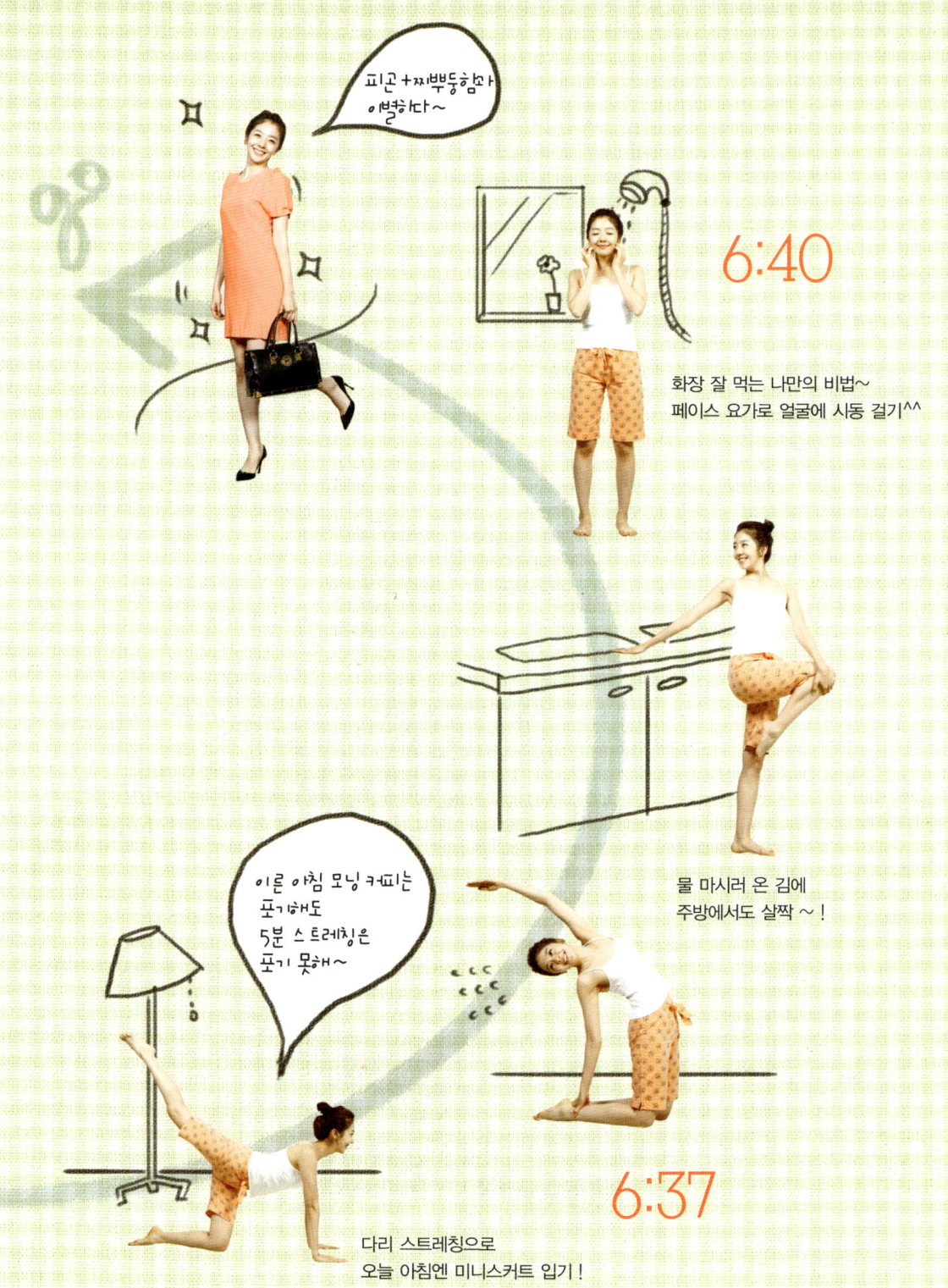

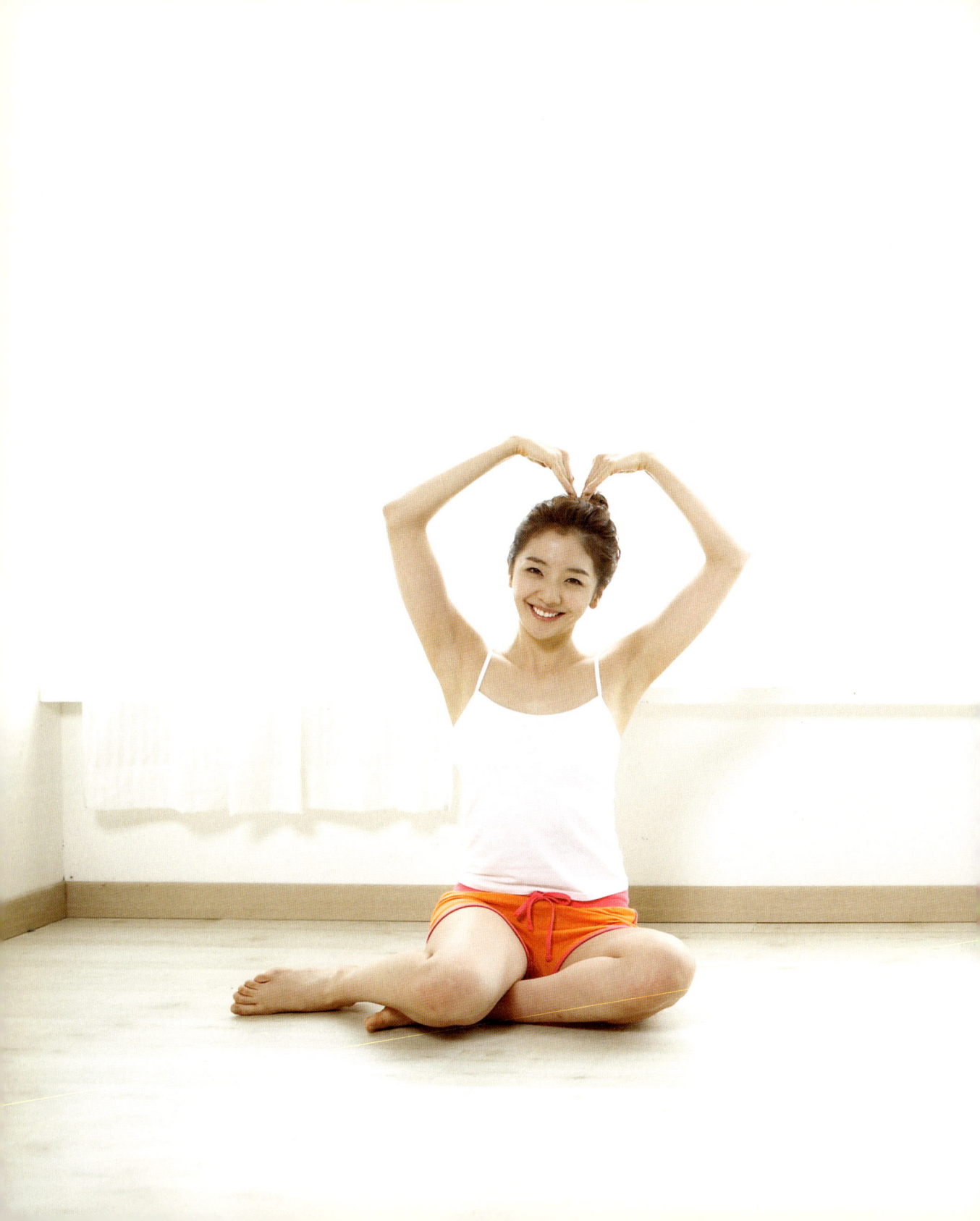

01
왜, 아침 5분 파자마 스트레칭인가?

아침에 일어났을 때 체온은 정상보다 1도 정도 떨어져 있다. 체온이 떨어진 만큼 장기를 비롯한 모든 대사활동의 리듬도 느려진다. 하지만 아침 스트레칭을 하면 마치 아침밥을 먹은 것처럼 체온이 정상을 되찾고 혈액과 대사작용이 활발해져 체지방을 분해하는 데 효과적이다. 자는 동안 쌓인 노폐물도 빠져나가서 우리 몸에 활력이 생긴다.

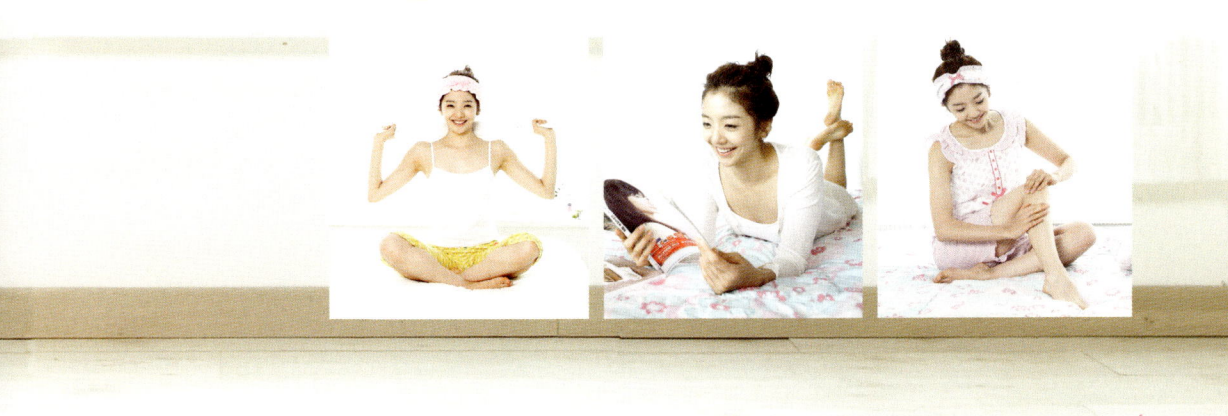

슈퍼모델 에이미의 **아침을 여는 5분 스트레칭**

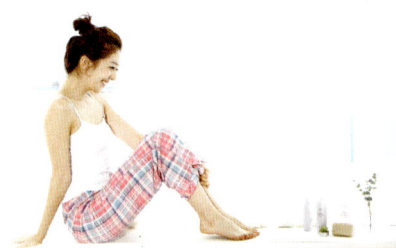

현재 슈퍼모델 출신 트레이너로 활동하고 있지만, 체육학을 전공하지도, 그렇다고 예전부터 운동에 특별한 관심을 갖고 있지도 않았어요. 다만 부모님께서 물려주신 큰 키와 긴 팔다리가 전 재산이었죠. 오로지 신체적인 장점 한 가지만 믿고 슈퍼모델에 도전했고 꿈을 이루었어요. 막상 모델로 활동하려고 보니 내 몸은 여러 면에서 부족한 점이 많았어요. 부족한 점을 채우기 위해 운동을 시작했고, 운동은 점차 나를 변화시켰어요. 그래서 지금의 퍼스널 트레이너 에이미가 되었답니다.

운동할 시간도, 관심도, 체력도 없는 나에게 운동에 관심을 갖게 한 가장 큰 계기는 바로 아침저녁으로 실천한 간단한 스트레칭이었어요. 스트레칭은 쉽고 간단하면서도 그 효과는 매우 뛰어난 운동이었어요. 간단한 동작만으로도 잘못된 자세가 교정되어 아름답고 균형 있는 몸매를 만들 수 있죠. 또 신진대사가 활발해지고 몸에 쌓여 있는 독소도 배출되면서 생기발랄한 미소까지 짓게 만들죠. 그것만이 아니에요. 언제 어디서든 부담 없이 시작할 수 있다는 큰 장점이 있고, 꾸준히 해주면 긍정적으로 생각하게 되는 마음의 변화도 따라 오죠.

현대인들은 운동의 중요성과 필요성을 잘 알고 있지만 실천하는 게 어려워 매번 포기하곤 하죠. 오늘부터 운동을 하리라 굳게 다짐을 해도 좀처럼 시간을 내기 어렵고, 프로그램이나 동작이 어려워서 따라 하기 힘들고, 재미가 없어서 금방 포기하는 등 변명만 늘어놓게 되죠. 그래서 이런 문제를 조금이나마 해결해보고 싶어서 내 작은 경험과 전문가의 조언을 바탕으로, 좀 더 실천하기 쉽고 따라 하기 쉬운 스트레칭 프로그램을 만들었고, 책도 쓰게 되었답니다.

이 책은 요일 스트레칭과 콘셉트 스트레칭(활력을 주는 얼굴 스트레칭, 체지방 연소 스트레칭, 힐링 스트레칭, 기능성 스트레칭, 기구 스트레칭)으로 나누어, 매일 컨디션에 따라 실천할 수 있게 했어요. 약 100가지의 스트레칭 동작이 소개되어 있고요. 알아두면 좋은 건강 상식과 생활 정보도 중간 중간에 있어서 읽는 재미도 더했어요. 이 책의 10쪽을 보면 아침에 일어나서 어떻게 스트레칭 동작을 하면 좋을지 아기자기한 그림으로 설명해놓았답니다.

스트레칭은 매일 긴장을 유지하면서 피로에 찌든 내 몸을 살리는 보약과 같아요. 이 책을 읽는 모든 분들이 아침 5분 스트레칭의 위력을 직접 몸으로 깨닫고 모두 건강해졌으면 좋겠어요.

2010년 1월
에이미

아침 5분 스트레칭 효과

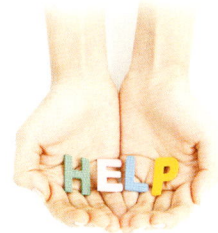

당신의 하루를 바꿔주는 **마법의 5분 스트레칭**

스트레칭은 장소에 구애받지 않고 언제 어디서나 간편하게 즐길 수 있는 운동이다. 정확하고 지속적으로 해준다면 최상의 운동 효과를 가져다 줄 수 있는 기초 운동이기도 하다. 또한 나이나 몸의 유연성과 상관없이 누구나 쉽게 배우고 따라할 수 있으며, 특별한 신체 조건이나 운동 기술도 필요 없다. 흔히 스트레칭은 아프고 힘든 것으로 생각하기 쉬우나, 자신의 신체 능력에 맞는 강도로 정확하게 규칙적으로 해준다면, 스트레칭은 최상의 컨디션을 유지할 수 있는 최고의 보약이 될 것이다.

스트레칭은 사실 아무리 많이 해도 지나치지 않다. 하루를 시작하는 아침이나 자기 전, 항상 긴장되어 있는 직장에서, 오랜 시간 앉아 있는 자동차나 버스 안에서, 누군가를 기다리는 동안 기타 등등. 특히 아침 스트레칭을 하면 자는 동안 쌓인 노폐물이 빠져나가서 하루를 활기차게 시작할 수 있다. 보통 아침에 일어났을 때 우리 몸의 체온은 정상 체온보다 1℃ 정도 떨어져 있다. 체온이 떨어진 만큼 장기를 비롯한 모든 대사 활동의 리듬도 느려진다. 바쁘다는 핑계로 아침을 거르는 현대인들에게 아침을 먹으라고 권유하는 이유도 식사를 해야 비로소 체내 대사 활동이 시작되기 때문이다.

아침 스트레칭을 하면 마치 아침밥을 먹은 것처럼 체온이 정상을 되찾고 혈액과 대사 순환이 활발해지기 때문에, 체지방을 분해하는 데도 효과적이다. 또한 규칙적으로 스트레칭을 하면 몸에 활력을 가져다 줄 뿐만 아니라, 올바른 자세를 통해 아름다운 몸매도 가꿀 수 있다. 최근 한 연구에 따르면, 규칙적인 운동은 대뇌피질에 영향을 미쳐 긍정적인 정서를 키우는 데도 효과가 있다는 결과가 나왔다. 이는 곧 스트레스에 대한 정신적·신체적 대처 능력을 높여주어 활기찬 하루를 시작하고 완성하는 데 도움을 주는 것이다. 자, 이제 아침 5분 달콤한 늦잠을 과감히 떨쳐내고, 건강하고 아름다운 몸으로 거듭나보자!

아침 5분 스트레칭 효과

- ♥ 근육의 긴장을 완화시키고 행동반경을 넓혀주어 몸이 편안해진다.
- ♥ 척추와 골반의 변형을 막으며 바른 자세로 교정해주어 어깨통증 및 각종 신경기능 장애(두통, 만성피로, 소화불량, 부종, 변비 등)와 여성형 질병을 예방한다.
- ♥ 일상생활에서 쓰지 않거나 긴장의 연속으로 경직된 근육을 풀어주어 접질리거나 삐끗하는 등의 작은 부상을 방지한다.
- ♥ 가벼운 운동부터 격렬한 운동에 이르는 모든 종류의 운동을 좀 더 쉽게 할 수 있도록 유연성을 길러준다.
- ♥ 원활한 신진대사와 근력량의 증가로 칼로리 소모 능력이 향상되어 비만 예방과 치료에 효과적이다.

이 책의 구성

내 몸을 깨우는 아침 5분 프로그램

활기차고 건강한 당신의 아침을 위해 이 책은 다음과 같이 구성되었다.

첫째, 이 책은 일어나자마자 5분만 투자해서 산뜻한 하루를 시작할 수 있도록, 누구나 쉽게 따라 할 수 있으므로 기본 스트레칭 동작들로 구성했다. 초보자들도 쉽게 따라 할 수 있고, 시작하는 첫날부터 몸에 활력이 느껴질 것이다.

둘째, 이 책은 요일별로 스트레칭을 따라 할 수 있게 했다. 2부 요일 스트레칭과 3부 콘셉트 스트레칭으로 분류해놓았으니, 요일별 스트레칭을 한 후, 콘셉트 스트레칭으로 부족한 운동을 보완할 수도 있다. 또한 건강 상식과 스트레칭 시 알아두면 좋은 생활정보를 제시하여 독자들로 하여금 좀 더 스트레칭 효과를 극대화할 수 있게 하였다.

셋째, 이 책에서 제시한 스트레칭 프로그램은 5분 정도에 끝낼 수 있도록 구성했다. 그러나 시간적 여유가 있거나 좀 더 스트레칭의 시원함을 느끼고 싶은 날에는 각 동작들을 더 오래 유지하거나, 여러 번 반복해주면 되고, 또한 콘셉트 스트레칭에서 원하는 동작을 골라서 더해줘도 좋다.

넷째, 처음 시작할 때는 5분이 넘게 걸릴 수 있지만, 동작이 몸에 익숙해지면 5분 안에 모든 동작을 끝낼 수 있다.

다섯째, 아침 스트레칭 프로그램은 눈을 뜨자마자 침대에서 할 수 있는 동작과 거실이나 주방, 화장실에서 할 수 있는 스트레칭 동작으로서 내 몸을 깨우는 스트레칭 프로그램이다. 즉, 밤새 굳은 관절과 근육을 깨우는 기본 동작이다.

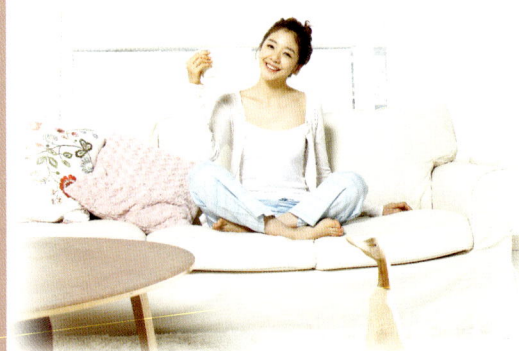

| 유연성이란 |

유연한 사람이 건강하다

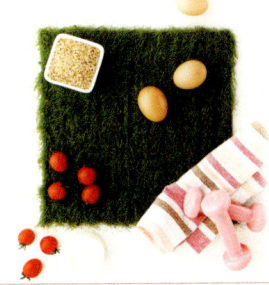

유연성은 건강과 웰빙적 측면, 또 모든 신체활동에서 중요한 요소를 차지하지만, 종종 운동 프로그램에서 무시되는 것이 현실이다. "유연성이 좋다"라는 말은 "그만큼 움직임이 자유롭다"라는 뜻과 일맥상통한다. 유연성이 좋지 않은 사람은 상대적으로 움직임에 제한이 많아 부상으로 이어질 가능성이 높다. 예를 들어, 허벅지 쪽 근육의 유연성이 적은 사람은 허리, 등 쪽의 위험 부담도 그만큼 커지게 된다. 그러면 우리 몸은 부담 받는 허리를 보호하는 방향으로 자세가 바뀌기 때문에 결국 뒤틀린 자세로 변형되는 것이다.

만약 평소 자세가 나쁘고 부위별 통증을 느낀다면, 자신의 유연성에 대해 먼저 의심을 해보라. "내 자세는 선천적이고 이러한 통증은 어쩔 수 없어!"라는 생각으로 몇 년간 방치한다면, 훨씬 큰 병으로 고생하게 될지도 모른다. 하지만 스스로 유연성이 부족함을 깨닫고 유연성을 키우기 위해 노력한다면, 부위별 통증은 물론이고, 또 다른 질병도 예방하는 엄청난 효과를 얻게 될 것이다.

유연성은 어떤 체력 요소보다도 일찍 노화되고, 훈련을 중지하면 급속하게 나빠지는 특성이 있으므로 규칙적이고 꾸준하게 트레이닝을 해주어야 한다. 구체적인 운동으로는 스트레칭 체조, 맨손체조, 마루운동, 무용 등 근육의 긴장과 이완이 리드미컬하게 이루어지는 진동 형식이 좋다. 유연성에 영향을 미치는 요소들에는 선천적 특성(성별, 연령, 인종, 온도 등)이 있지만, 후천적으로 꾸준히 유연성을 증대시키는 스트레칭을 한다면, 유연성은 충분히 개발될 수 있다.

지금부터 건강하고 활력 있는 아름다움을 위해 간단한 5분 스트레칭을 꾸준히 지속해보자. 몰라보게 달라진 자신을 발견할 수 있을 것이다.

파자마 스트레칭을 위한 STEP BY STEP

나는 얼마나 유연할까?

스트레칭은 하기 쉽지만 바르게 하지 않으면 얻는 것보다 잃는 것이 더 클 수도 있다. 스트레칭은 의욕에 넘쳐서 능력 이상으로 무리해서는 안 된다. 개인의 특별한 근육 구조와 유연성, 그리고 긴장 정도에 맞게 행하는 것이 가장 중요한 첫걸음이다. 앞서 언급한 것처럼 스트레칭은 자신의 상태에 맞게 해야 한다. 욕심은 절대 금물! 아래 간단한 5가지 동작을 통해 자신의 유연성을 측정해보자.

질문1> 벽에 등을 붙인 채 바로 선다. 이때 등 아랫부분을 벽에 지그시 누르며 선다. 팔꿈치는 90도 정도 구부리고 상완을 어깨높이만큼 들어올린 후 양 손등을 벽에 붙인다.

(1) 손등이 10cm 이상 떨어진다.
(2) 손등이 거의 붙는다. 혹은 약 2~10cm 정도 떨어진다.
(3) 손등이 모두 벽에 붙는다.

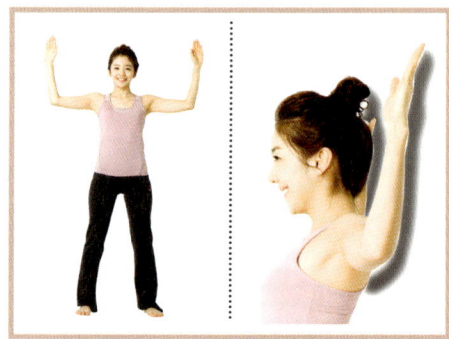

질문2> 다리를 일자로 쭉 편 상태에서 바닥에 앉고 발목을 세운다. 손가락을 앞쪽으로 쭉 뻗어서(아직 상체는 구부리지 않고) 한 다리 안쪽에 자를 바닥에 댄 후, 0cm가 시작되는 자 끝 부분을 당신의 중간 손가락이 닿는 위치 아래로 놓는다. 다음 앞쪽으로 숙여서 발가락에 닿을 수 있도록 한다. 상체를 숙였을 때 자의 어느 위치쯤에 있을까?

(1) 15cm 못 미친다.
(2) 15~30cm 정도 된다.
(3) 적어도 30cm 이상이다.

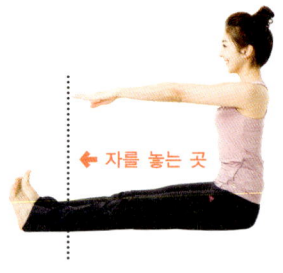
← 자를 놓는 곳

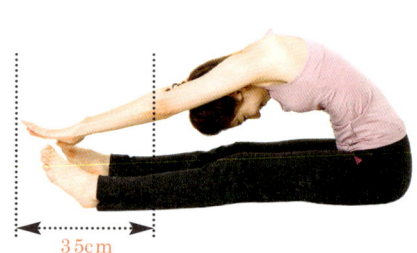
35cm

질문 3> 바른 자세로 서서 기본 허벅지 스트레칭 자세를 취한다. 왼손으로 왼쪽 발목을 잡고 발꿈치로 최대한 엉덩이에 닿을 수 있도록 당긴다. 다시 다리를 바꾸고 반복한다. 당신의 발꿈치와 엉덩이 사이는 얼마나 떨어질까?

(1) 12cm 이상 떨어진다.
(2) 적어도 4~12cm 정도 떨어진다.
(3) 엉덩이에 두 발꿈치가 충분히 닿는다.

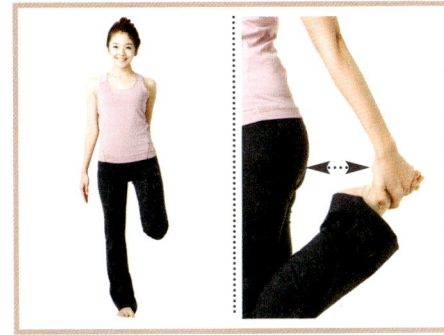

질문 4> 신발을 벗고 발꿈치에서 발가락까지 20보 정도 일직선으로 걷는다. 마치 팽팽한 줄 위에서 걷는 것처럼 걸어야 한다. 걷는 동안 시선은 정면을 바라보고, 고개를 숙이지 않아야 한다. 만약 밸런스가 떨어질 것 같으면 걸음을 멈추거나 옆으로 선다. 당신의 결과는?

(1) 10보 이하로 걸었다.
(2) 10보에서 19보까지 흐트러짐 없이 걸었다.
(3) 모든 20보를 흔들림 없이 걸었다.

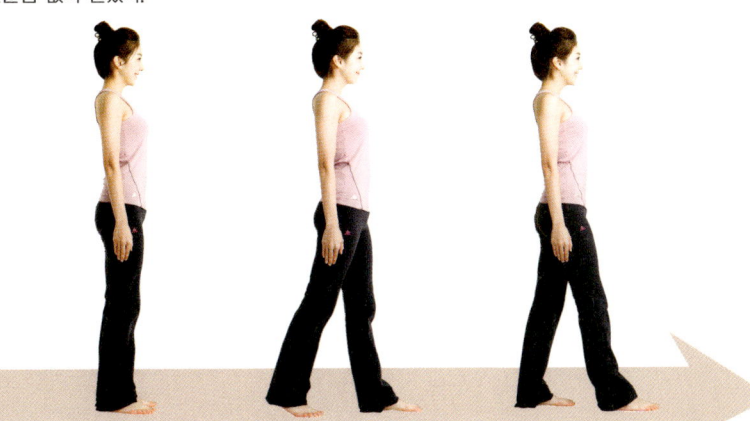

질문5〉 팔짱 낀 상태에서 한 다리로 선다. 한 다리로 선 채로 상체를 천천히 오른쪽으로 회전한다. 다시 정면을 바라보고 다시 왼쪽으로 회전한 후 정면으로 돌아온다. 다음은 양팔을 앞으로 편 상태에서 같은 운동으로 발을 바꿔 같은 회전을 실시한다.

(1) 어떤 운동도 평형성을 유지할 수 없었다.
(2) 혹은 둘 중 한 가지 운동만 평형성을 유지할 수 있었다.
(3) 두 운동 모두 다 양발로 평형성을 유지할 수 있었다.

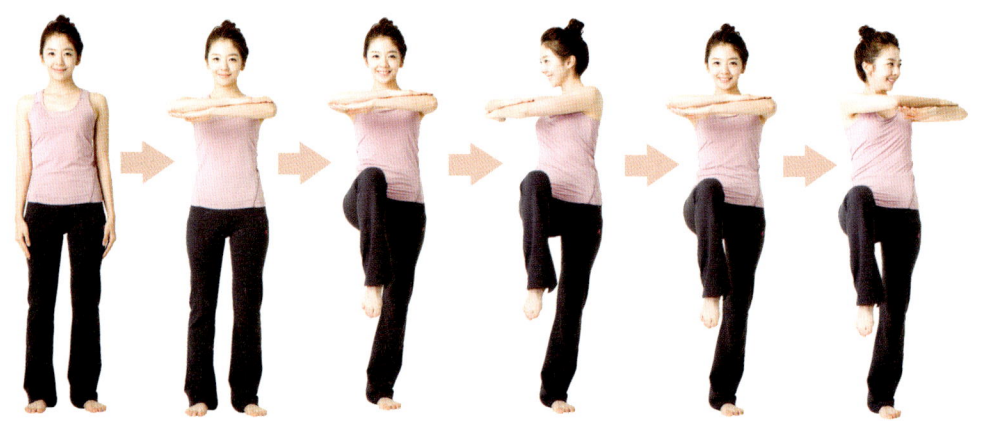

보기 (1)→1점, (2)→2점, (3)→3점으로 합산해 보자!

유연성 테스트 결과

🌙 나의 유연성 점수는?

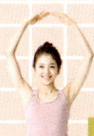

14~15점

와우~ 당신은 유연성에서는 최고군요! 이대로만 계속해서 유지한다면 건강한 신체와 아름다운 몸매를 유지할 수 있을 거예요.

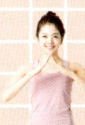

10~13점

좋습니다! 당신의 평형성과 유연성은 상위수준이나, 약간의 부상 위험이 있습니다. 매일 꾸준히 스트레칭을 지속한다면 잦은 부상의 위험에서 벗어날 수 있을 거예요.

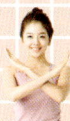

5~9점

흠…. 몸이 좀 많이 굳은 것 같네요. 하지만 가볍게 움직일 수 있는 스트레칭 동작을 통해 조금씩 몸을 단련시켜 나가면 문제없을 거예요.

1~3번 테스트에서 점수가 낮았다면 유연성이 낮은 것이다. 이런 사람은 몸의 유연성을 살리는 훈련이 적합하다. 만약 4~5번 테스트에 어려움을 느꼈다면 평형능력을 되살려주는 밸런스 위주의 훈련이 적합하다. 점수가 전반적으로 낮더라도 좌절하지 말자. 대신 테스트 점수를 메모장에 기록하자. 유연성과 평형성은 금방 좋아지니 6주 후에 다시 측정해보자. 얼마나 몸이 유연해졌는지 바로 알 수 있을 것이다.

스트레칭 전 주의사항

무리하지 말고 가볍게 스트레칭 하자

♥ 가볍게 스트레칭을 시작하자

　단기간에 효과를 볼 욕심에 무리하게 스트레칭을 하면 역효과를 가져올 수 있다. 스트레칭을 처음 시작할 때는 천천히 하면서 근육이 팽팽해짐을 느끼며 아프지 않을 정도로 하는 게 좋으며, 그 상태에서 괜찮다면 조금 더 움직여준 후 20초 동안 유지한다. 만약 스트레칭을 하는 동안 근육이 점점 더 당기거나 고통스러워진다면 그 강도를 살짝 낮추는 것이 좋다. 만약 고통을 참으면서까지 무리하게 스트레칭을 하면 신경조직이 근육을 보호하려고 반사작용을 일으켜 근육섬유가 파열될 수 있다. 그러면 신체적인 손상뿐만 아니라 근육의 탄력까지 떨어질 수 있다.

♥ 스트레칭 하는 동안 호흡을 유지한다

　스트레칭 동작 전 숨을 편안히 들이쉬고 내쉬는 호흡을 통해 주위 근육의 긴장을 풀어준다. 또한 스트레칭 동작을 하고 있는 와중에도 천천히 숨을 쉬면서 실시한다. 가끔 스트레칭을 하는 동안 숨을 멈춰버리는 경우가 있는데, 이럴 땐 의도적으로 마음속으로 숫자를 세며 숨을 쉬어야 한다. 하나, 둘, 셋…. 호흡을 하며 숫자를 셈으로써 근육이 긴장 상태를 어느 정도 유지할 수 있는지 알게 되고, 자신의 약한 근육과 강한 근육을 파악하는 데 도움이 된다.

♥ 스트레칭 중에 반동을 주지 않는다

　스트레칭 동작을 할 때 좀 더 확실한 스트레칭 효과를 보기 위해 급하게 움직이거나 반동을 주는 경향이 있다. 근육이 이완되지 않은 상태에서 이런 반동을 주면, 주위 근육을 싸고 있는 인대나 관절에 무리가 갈 수 있다. 그러므로 되도록 급격한 반동 동작은 삼가고 지그시 누르는 동작으로 해보자. 이는 유연성을 증가시키는 데도 도움이 된다.

♥ 매일매일 지속적으로 하자

　컴퓨터와 다르게, 우리 몸은 자동 저장 기능이 되지 않는다. 만약 스트레칭을 하루라도 빼먹으면, 유연성이나 관절의 가동 범위는 뻣뻣했던 원래 몸 상태로 돌아간다. 그러므로 매일매일 꾸준히 실천해보자. 당신의 몸과 마음이 긴장이 풀리고 상쾌한 컨디션이 유지되어 훨씬 활기차고 싱그러운 나날이 될 것이다.

> 스트레칭 효과 100배 높이기

스트레칭 효과를 100배 UP시키는 4가지 방법

♥ 운동 전후로 물을 마신다
물은 인체의 60%를 차지할 정도로 우리 몸의 필수 구성 성분이다. 또한 우리 몸은 수분이 적당히 공급되었을 때 근육들이 더 쉽게 스트레칭 된다. 그러면 물을 어느 정도 마셔야 할까? 혹자는 물을 너무 많이 마셔도 몸속의 전해질이 소변으로 빠져나가 전해질 불균형을 일으킬 수 있다고 말하는데, 자신에게 적당한 물의 양을 알아보자. 자신의 몸무게(kg)에서 2.2를 곱한다. 그러면 자신의 몸무게가 파운드로 환산된다. 파운드를 2로 나누면 마셔야 할 물의 온스가 계산된다. 1온스는 약 30ml로 환산되므로 30을 곱하면 하루에 마셔야 할 물의 양이 나온다.
(예) 52kg 여성인 경우, 52×2.2=114.4(lb)÷2=57.2×30(ml)=약 1.7L

♥ 워밍업으로 몸의 온도를 높인다
스트레칭을 시작할 때 너무 격하게 스트레칭 하지 않는다. 우리 몸은 하루하루가 다르다. 어떤 날은 경직되어 있고, 또 어떤 날은 유연하다. 그러므로 방심하지 말고, 스트레칭을 시작할 때는 약한 스트레칭부터 시작하여 긴장을 풀고, 서서히 강도를 높이는 게 좋다. 혹은 스트레칭 시작 전에 간단한 관절 운동으로 워밍업을 한 후 본격적인 스트레칭을 하는 것도 좋다. 워밍업으로 체온이 상승되면 근혈류량이 증가하고, 근육, 건, 인대 및 여러 조직이 신전되어 염좌, 경직 등을 예방하고 감소시키는 효과가 있다. 또한 중추신경계를 자극하여 활동성을 증가시킴으로써 신경전달속도를 빠르게 하여 신체의 반응속도를 늘리거나, 협응력을 좋게 하는 등 인체의 모든 체계를 원활한 가동 상태로 만들어준다. 때문에 워밍업 및 스트레칭은 본격적인 운동 전후에 꼭 필요한 기본 활동이다.

♥ 스트레칭 되는 부위를 집중하여 느낀다
스트레칭을 하려는 부위 혹은 스트레칭 되고 있는 부위가 시원하게 늘어나고 있음을 상상하면서 그 부위에 정확한 자극이 가해지도록 한다. 스트레칭 동작이 부자연스럽게 느껴지면, 이유는 무엇일지 곰곰이 생각해서 원인을 찾아보자. 트레이너의 도움을 받거나 스트레칭 책을 보면서 정확한 동작을 하려고 노력해보자.

♥ 거울 앞에서 스트레칭 한다
스트레칭을 할 때 가장 효과적인 방법은, 전신을 볼 수 있는 큰 거울 앞에서 하는 것이다. 거울에 비친 스트레칭 자세를 보면서 동작을 취하면, 동작의 정확성과 자신의 스트레칭 수준을 한눈에 볼 수 있기 때문에 좀 더 빠른 운동 효과를 기대할 수 있다.

아침 5분 스트레칭 핫팁

오감을 깨우면 아침 스트레칭이 쉬워진다

하루하루의 작은 일상이 모여 그 사람의 생활습관을 만들고, 그것이 곧 그 사람의 몸매나 성격, 질병에까지 영향을 미친다. 진정으로 삶에 활력을 불어넣고 싶다면, 조금 더 적극적으로 아침 스트레칭을 생활화해보자. 최근 밝혀진 연구 결과에 따르면, 적절하고 규칙적인 스트레칭이야말로 뇌를 젊게 만든다고 한다. 또한 규칙적인 스트레칭은 일상생활 속에서 바른 호흡, 바른 자세를 갖게 하고, 바른 자세는 아름다운 몸매와 질병을 예방한다고 한다. 아침 스트레칭이 부담스럽다면, 아침 스트레칭 전에 할 수 있는 다른 습관을 가져보자. 침대에서 하는 간단한 스트레칭까지는 해보겠는데, 거실로 나오기까지가 너무 힘들다면, 그전에 따뜻한 허브티나 커피 혹은 좋은 음악을 트는 과정을 통해 본격적인 아침 스트레칭을 할 수 있는 환경을 만들어보자.

시각과 후각을 깨우는 아침 공기
커튼을 열고 창문을 열어 고요한 아침 풍경을 바라보며 하루를 시작하자. 신선한 공기와 깨끗한 시야를 확보하는 것은 정신을 맑게 해주는 좋은 방법 중 하나다.

청각을 깨우는 상쾌한 음악
좋은 음악은 당신의 하루를 부드럽게 시작할 수 있는 정서적 안정제이다. 자신이 좋아하는 음악을 들으면 도파민이 분비되는데, 이는 기분을 좋게 하고 노르아드레날린과 함께 일관되고 목표 중심적인 뇌로 만들어준다.

미각과 후각을 깨우는 향긋한 허브티
기분 좋은 향은 평온함을 주고 스트레스까지 해소시켜준다. 또한 평온함은 행복감도 불러일으키는데, 이는 면역 체계를 활성화시키고 뇌 건강에도 도움이 된다.

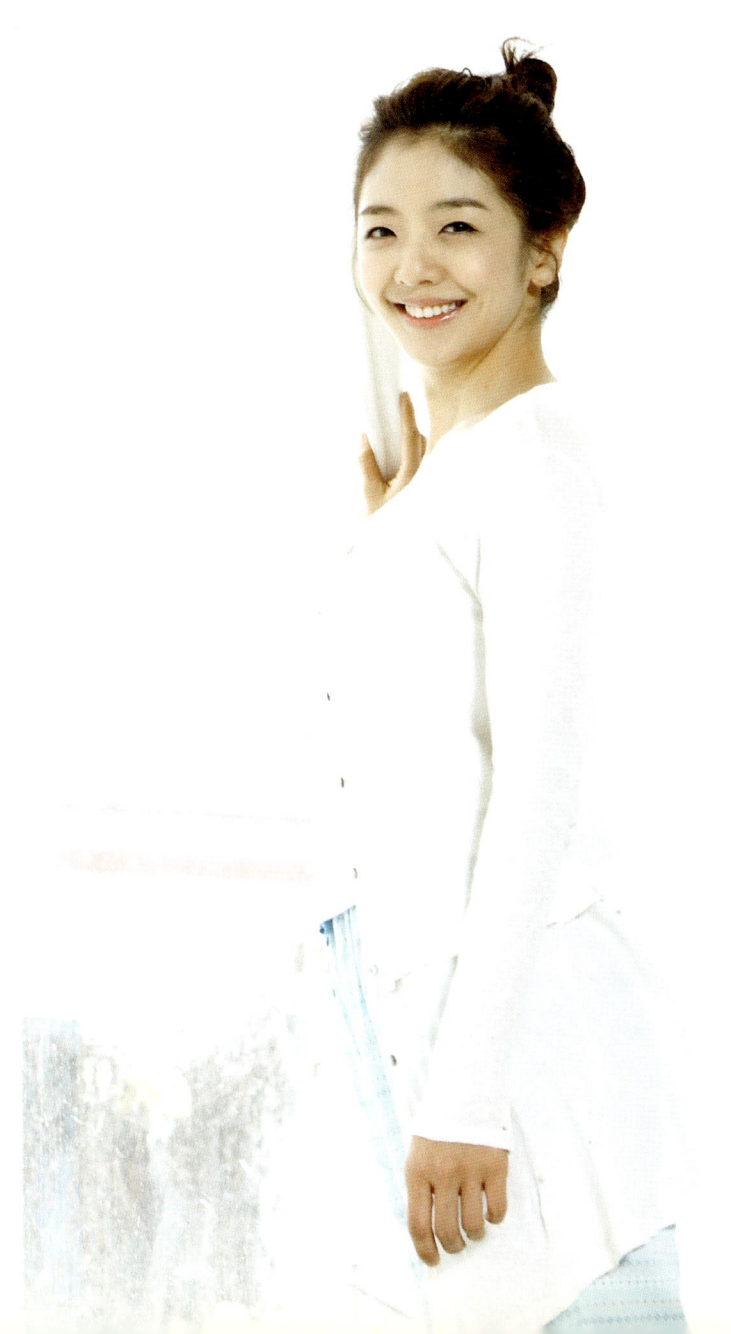

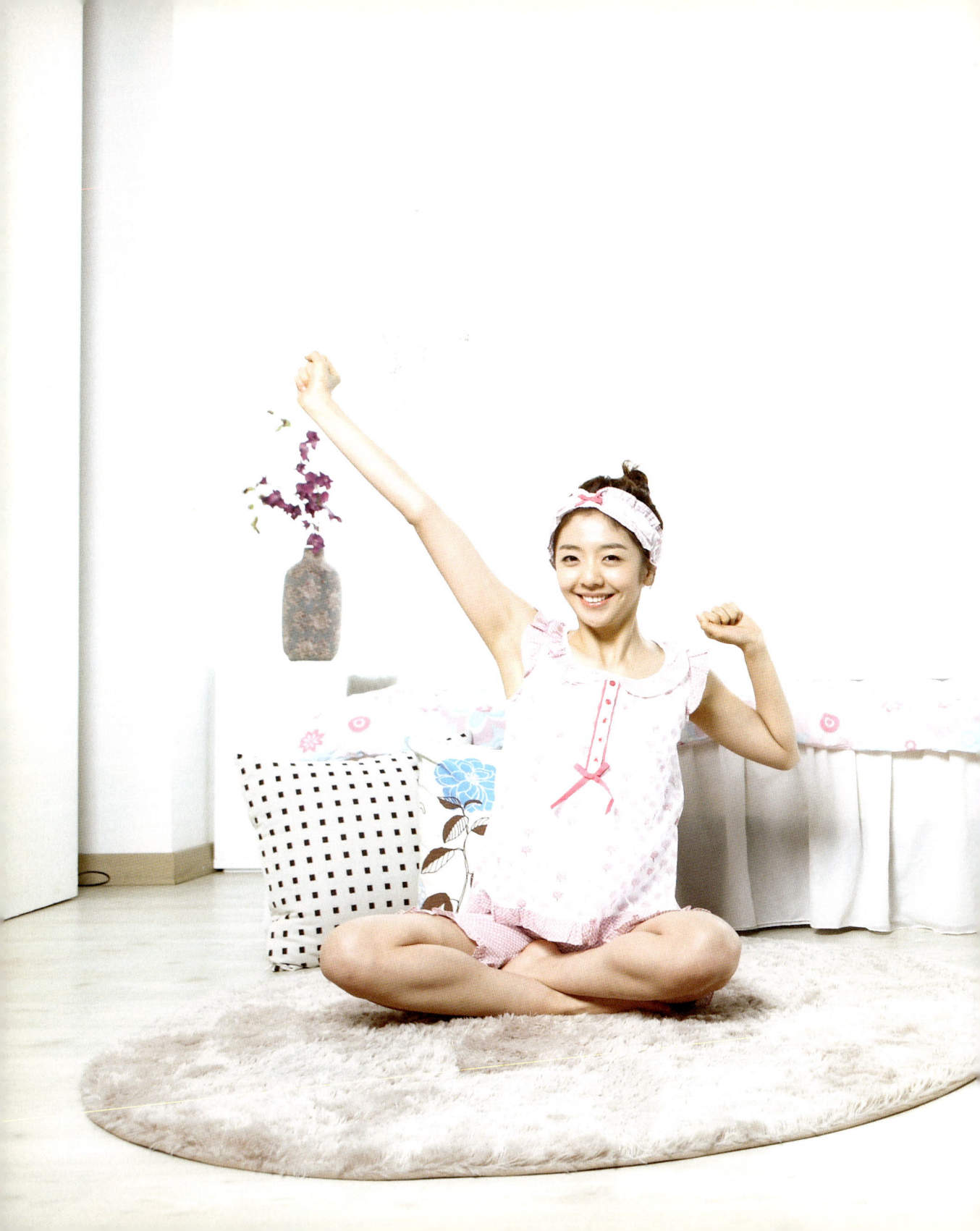

02
아름다운 몸을 만드는 요일별 스트레칭

일주일 간 반복해서 쉽게 따라할 수 있는 스트레칭 프로그램으로서 5분 정도에 끝낼 수 있도록 구상했다. 시간적 여유가 있거나 좀 더 스트레칭의 시원함을 느끼고 싶은 날에는 각 동작들을 더 오래 유지하거나, 여러 번 반복하여도 되고, 3부 콘셉트 스트레칭에서 원하는 동작을 골라 더해줘도 좋다.

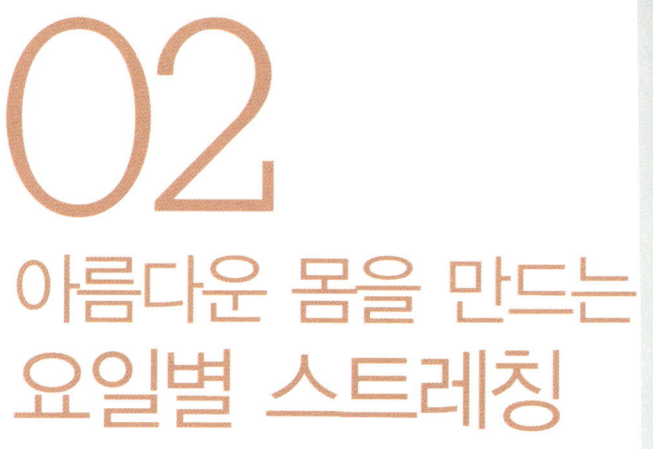

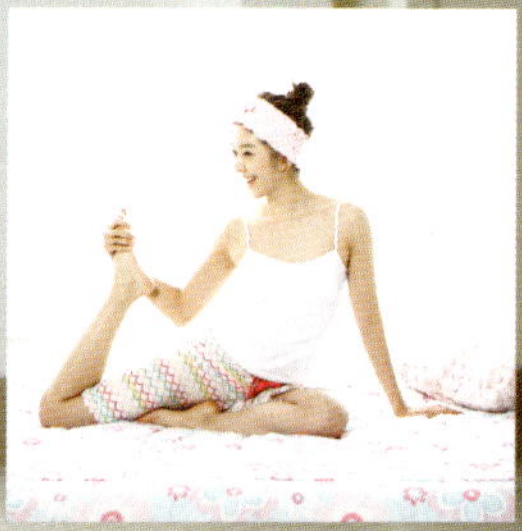

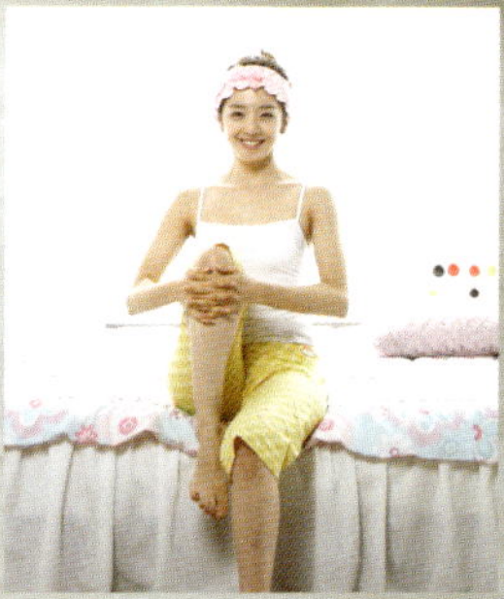

기본 스트레칭

기본 스트레칭은 본 스트레칭을 하기 전에 운동 효과를 높이고 혈액의 흐름과 근육을 따뜻하게 해주는 워밍업으로 몸의 각 부분에 혈류량을 증가시킨다. 주로 관절 돌리기 스트레칭이 적합한데 목, 어깨, 허리, 다리 순으로 해주면 관절 및 근육이 부드러워진다.

기지개 펴기

잠자면서 굳어진 신체의 근육과 관절이 제대로 자리 잡을 수 있도록 도와준다.

〉〉 온몸 늘리기

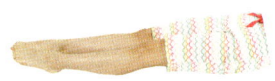 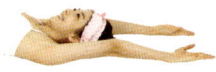 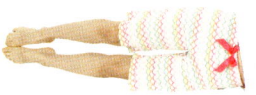 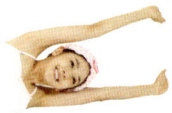

1 침대에 누운 상태로 양팔을 위로 쭉 펴고 손끝에서 발끝까지 힘을 주며 몸을 쭉 편다.

2 오른쪽으로 몸을 돌려 허리를 젖히면서 몸을 쭉 펴고 다시 왼쪽으로 몸을 돌려 허리를 젖히면서 몸을 쭉 편다. 힘을 뺀 후 양팔과 양다리 관절을 시계 방향, 반시계 방향으로 돌려준다. 3회 반복한다.

〉〉 다리 한쪽씩 잡아당기기

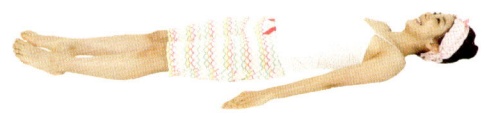 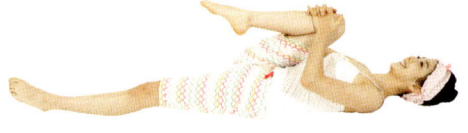

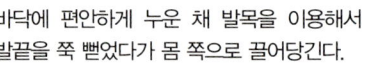

1 바닥에 편안하게 누운 채 발목을 이용해서 발끝을 쭉 뻗었다가 몸 쪽으로 끌어당긴다.

2 한쪽 무릎을 접어서 가슴 쪽으로 끌어당겨 15~20초간 자세를 유지한 후 반대편 발을 실시한다. 2회 반복한다.

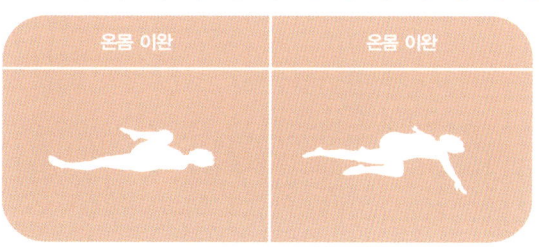

허리 틀기

아침 새 굳어진 허리를 유연하게 할 뿐만 아니라 허리 라인을 예쁘게 만들어주는 효과가 있다.

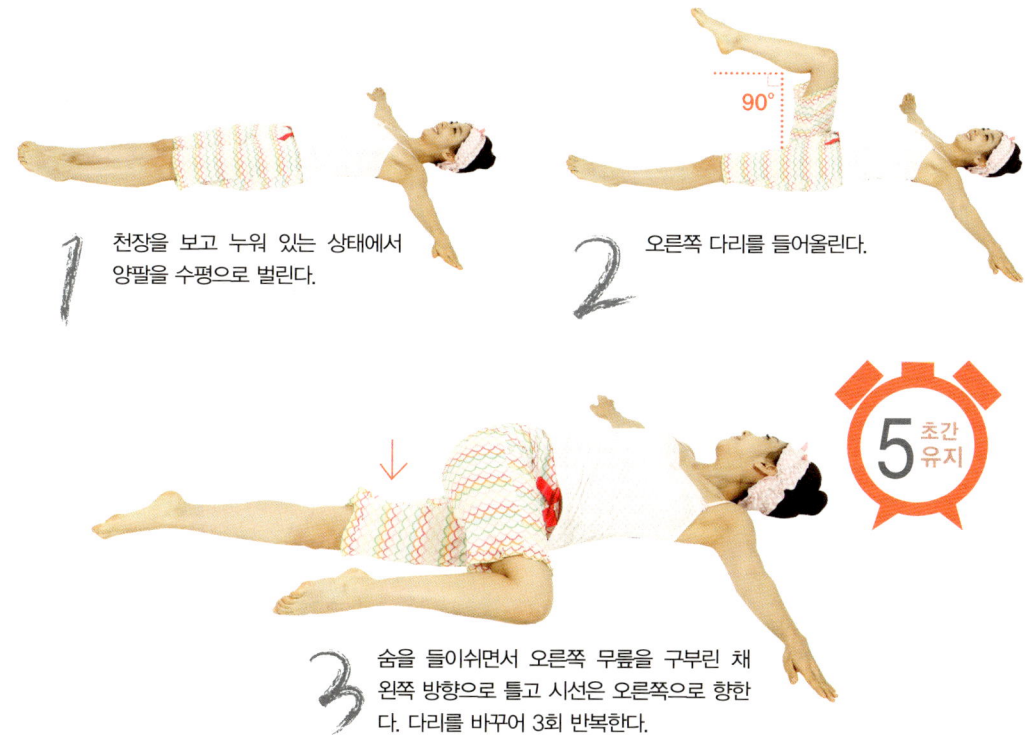

1. 천장을 보고 누워 있는 상태에서 양팔을 수평으로 벌린다.

2. 오른쪽 다리를 들어올린다.

3. 숨을 들이쉬면서 오른쪽 무릎을 구부린 채 왼쪽 방향으로 틀고 시선은 오른쪽으로 향한다. 다리를 바꾸어 3회 반복한다.

기본 스트레칭

넓적다리 풀어주기

온몸의 체중을 지탱하는 다리는 피로와 통증이 쉽게 느껴지는 부위로, 넓적다리 앞부분을 스트레칭 해야 하체에 혈액순환을 꾀하고, 군살을 빼는 데 효과가 있다.

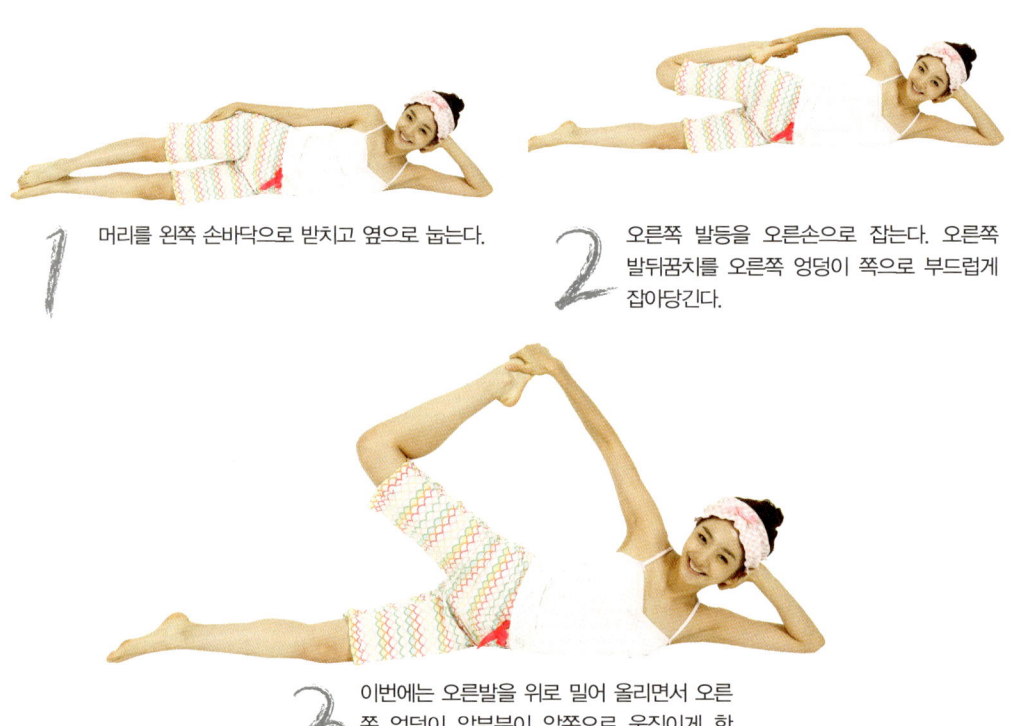

1. 머리를 왼쪽 손바닥으로 받치고 옆으로 눕는다.

2. 오른쪽 발등을 오른손으로 잡는다. 오른쪽 발뒤꿈치를 오른쪽 엉덩이 쪽으로 부드럽게 잡아당긴다.

3. 이번에는 오른발을 위로 밀어 올리면서 오른쪽 엉덩이 앞부분이 앞쪽으로 움직이게 한다. 발을 바꾸어 실시한다. 2회 반복한다.

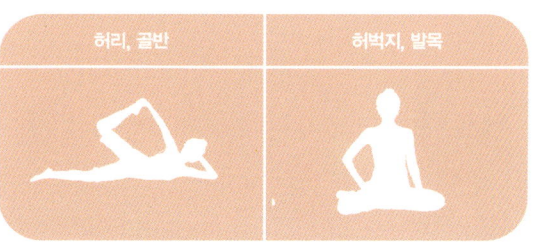

골반 관절 풀어주기

굳은 골반을 유연하게 하여 좌골신경통을 예방하고, 허벅지 스트레칭을 도와준다.

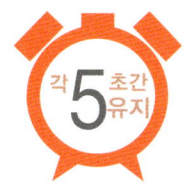

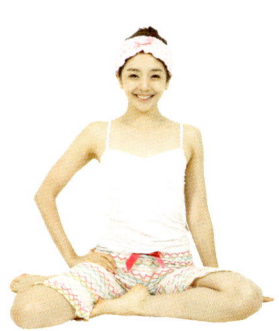

1 오른쪽 발뒤꿈치를 오른쪽 엉덩이 바로 바깥쪽에 오게 해서 다리를 구부린 채 앉는다. 왼쪽 다리는 구부려서 왼쪽 발바닥이 오른쪽 넓적다리 안쪽 옆으로 오게 한다.

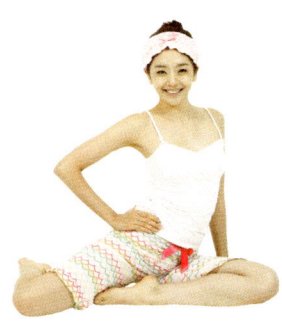

2 상체를 살짝 뒤로 젖혀 천천히 앞뒤로 골반을 10회 움직여준다.

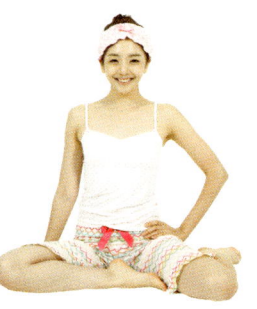

3 자세를 바꾸어 2회씩 반복한다.

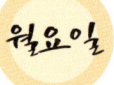

월요일 활기찬 한 주를 여는 상쾌한 아침!

옆구리 스트레칭

척추의 힘과 유연성을 길러주고 복부 및 허리선을 가다듬는다.

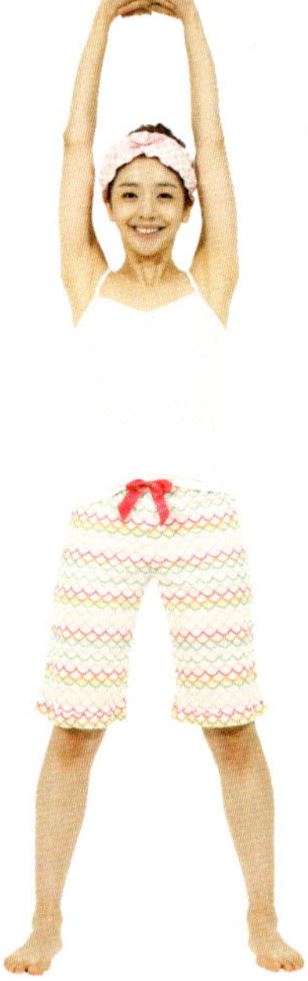

1 양팔을 위로 뻗어 깍지를 낀 채 배에 살짝 힘을 준다.

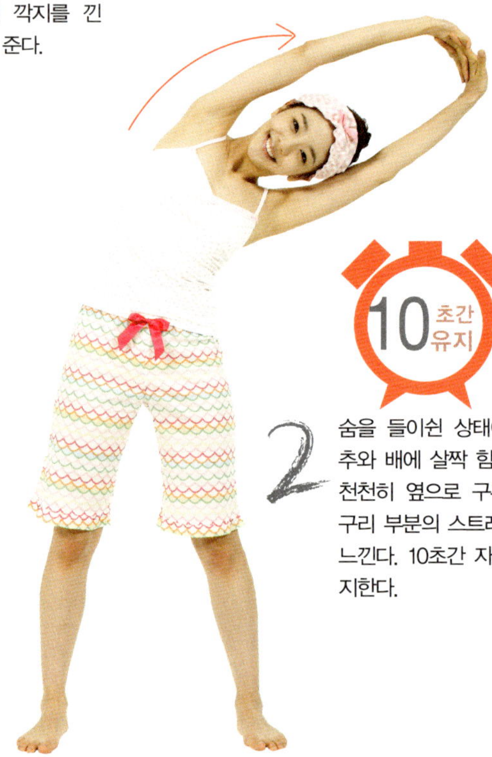

10초간 유지

2 숨을 들이쉰 상태에서 척추와 배에 살짝 힘을 주고 천천히 옆으로 구부려 옆구리 부분의 스트레칭감을 느낀다. 10초간 자세를 유지한다.

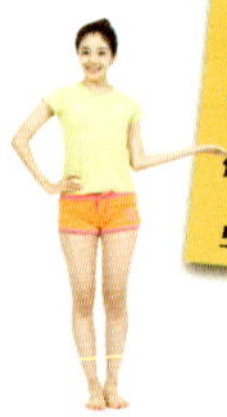

Check Point
옆으로 구부릴 때 많이 내려가는 것이 중요한 것이 아니라 척추를 곧게 세운 채 스트레칭 감을 느끼는 것이 중요해요.

NG 무릎을 구부리거나 골반이 너무 많이 빠지지 않도록 주의한다.

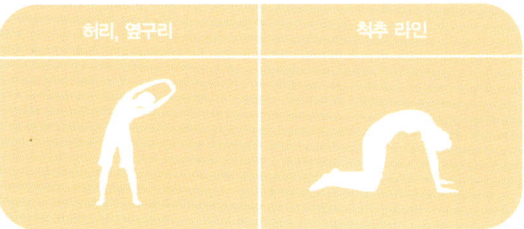

코어 깨우기

호르몬을 활성화하여 노화 방지 및 소화 기능 증진에 효과가 있다.

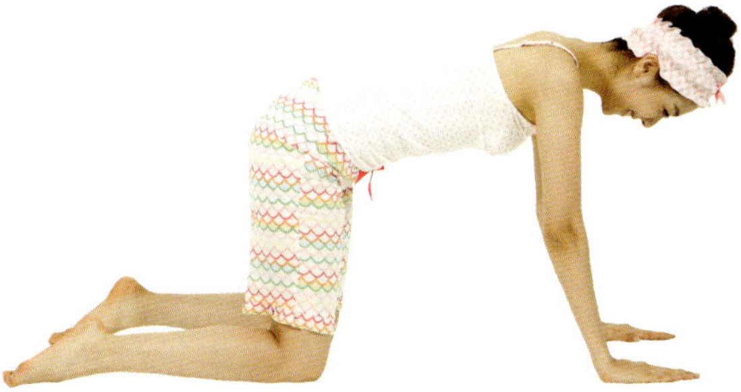

1 양 팔다리를 바닥에 두고 어깨와 무릎이 일직선이 되게 엎드리고 숨을 들이쉬면서 머리와 꼬리뼈를 들어 올려 척추가 바닥에 가깝게 한다.

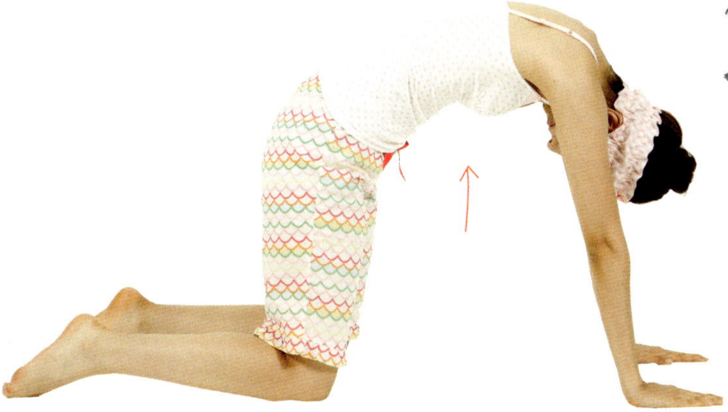

2 숨을 내쉬면서 꼬리뼈를 집어 넣고 등을 위로 말아준다. 이때 머리는 바닥 쪽으로 내린다. 반복해서 천천히 10회 실시한다.

NG 양손 손끝이 놓인 지점, 양 무릎이 놓인 지점이 일직선상에 있도록 한다.

✓ Check Point
경추를 들어 올리는 듯한 느낌이 들었다면 좋은 자세를 취하고 있는 거예요!

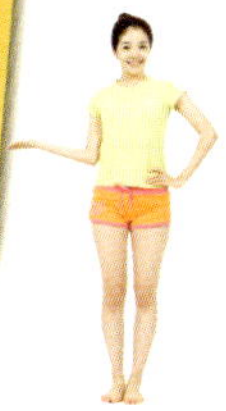

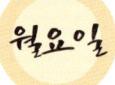
월요일

복부 깨우기

복부의 옆 복사근을 깨워주어 허리와 복부를 연결하는 라인을 아름답게 만들어준다.

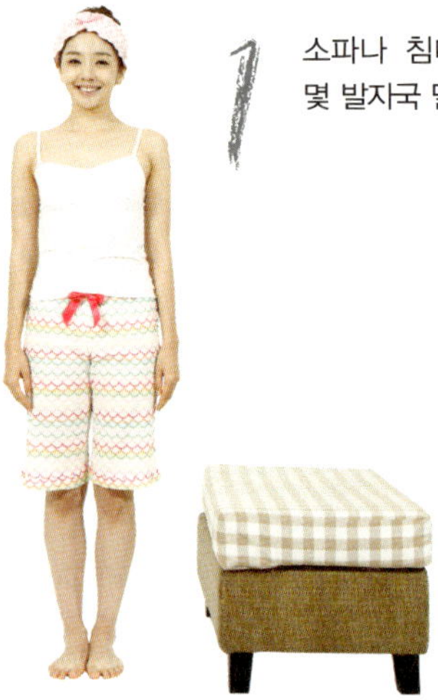

1 소파나 침대에서 옆으로 몇 발자국 떨어져 선다.

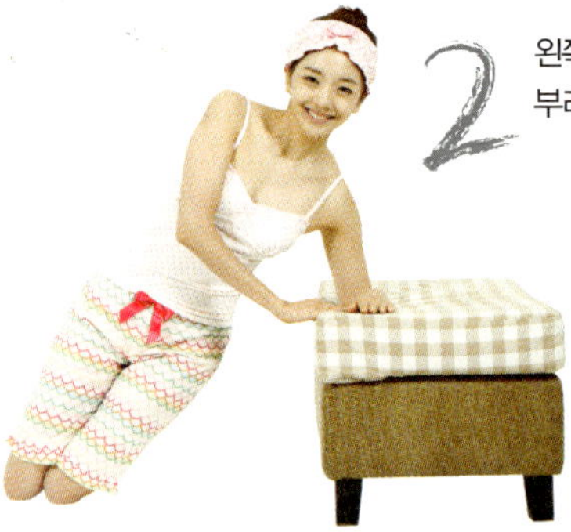

2 왼쪽 팔꿈치를 90도로 구부려 소파에 기댄다.

3 다리를 쭉 편 상태에서 30초간 버티면서 오른쪽 팔은 옆에 둔다. 다른 방향도 같이 실시하며 2회 반복한다.

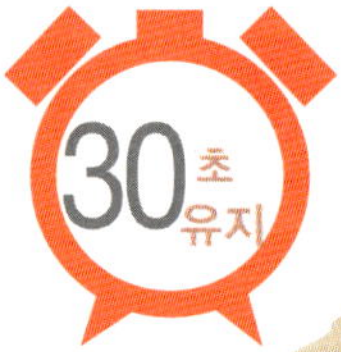

30초 유지

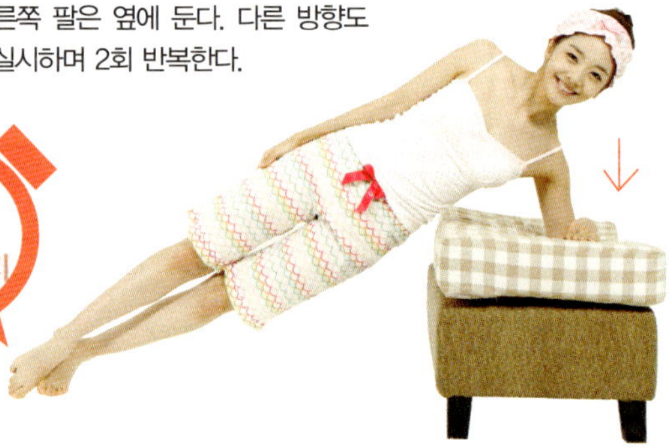

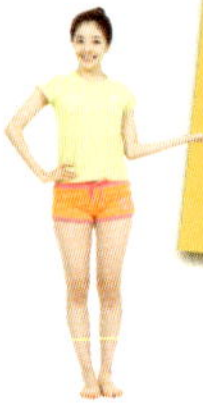

Check Point
어깨와 골반의 옆쪽 라인과 다리 라인이 수평이 되게 해주세요.

NG! 수평이 깨지는 동작은 NG!

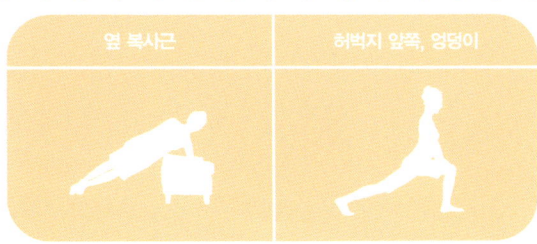

엉덩이와 허벅지 깨우기

둔근과 허벅지의 앞뒤 근육을 깨우는 효과가 있다.

1 두 다리를 어깨너비로 벌리고 선 다음 양팔은 허벅지 옆에 내려놓거나 혹은 허리 쪽을 받쳐준다.

2 한쪽 발을(혹은 오른쪽 발) 한 발짝 뒤로 놓고 선다.

3 앞쪽 발의 무릎을 구부려서 90도가 되도록 런지 자세를 취한다. 이때 양 무릎은 살짝 구부러져 있다. 뒤로 뻗은 다리를 약 30초간 위아래로 움직이며 스트레칭 감을 느끼며 다리를 바꾸어 실시한다.

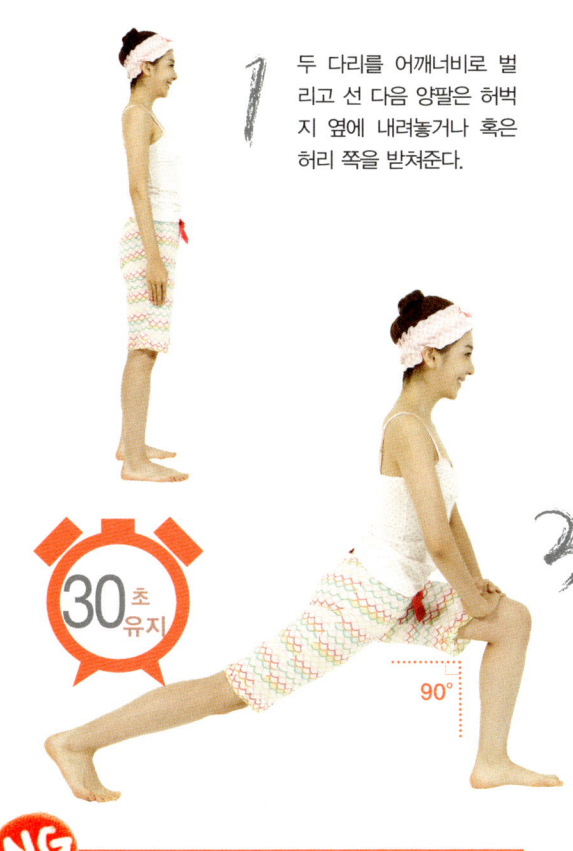

30초 유지

90°

NG 뒷다리의 무릎이 바닥에 닿으면 안 된다.

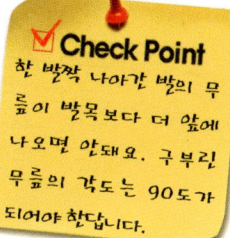

✓ **Check Point**
한 발짝 나아간 발의 무릎이 발목보다 더 앞에 나오면 안돼요. 구부린 무릎의 각도는 90도가 되어야 합니다.

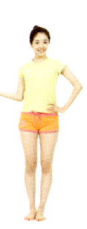

Let's Break~!

다이어트의 적, 식탐

식탐 퇴치&예방법 10

아무리 운동을 많이 해도 결국에는 식이요법에 실패해 다이어트를 망치고 만다. 식이요법을 망치는 식탐은 더 나아가서 비만을 불러 온다. 날씬해지고 싶다면 식탐부터 관리하자.

How to 1 자주 양치질을 한다
무언가 먹고 싶을 때 양치질을 하면 입안이 개운해지면서 식탐이 어느 정도 사라진다. 뿐만 아니라 양치질을 한 뒤 음식을 먹으면 음식 맛이 현저히 떨어지므로 덜 먹게 된다.

How to 2 매니큐어 등 손 쓰는 일을 한다
식탐을 퇴치하는 데는 손을 써서 무언가를 하는 것이 효과적이다. 때 늦은 저녁, 갑자기 야식이 생각난다면 정성스럽게 손톱을 손질하거나 매니큐어를 바르자. 특히 매니큐어는 바르고 마를 때까지 시간이 오래 걸리므로 그 사이 식욕이 자연스럽게 가라앉는다.

How to 3 15분 동안 유산소 운동을 한다
식탐 퇴치에 가장 좋은 방법은 15분 정도 유산소 운동을 하는 것이다. 체중 감량에 효과를 보기 위해서는 40분 이상 운동해야 한다고 알려져 있다. 그러나 한 연구 결과 40분 이상 운동한 군보다 15분 정도 단시간 운동한 군에서 순응도가 더 높게 나타났다. 유산소 운동에는 달리기, 수영, 자전거타기, 에어로빅 등이 있다.

How to 4 율무, 보리, 양파 다린 물을 먹는다
율무, 보리, 양파 다린 물은 포만감을 주므로 식탐 퇴치에 도움이 된다. 그뿐 아니라 율무와 보리는 부기를 빼주는 데 효과적이고, 양파는 혈액 속의 불필요한 지방과 콜레스테롤을 없앤다. 율무, 보리, 양파는 특별한 부작용이 없는 식품이므로 누구나 먹어도 상관없지만 먹는 도중 몸이 힘들거나 이상 증상이 나타나면 먹는 것을 멈춘다.

How to 5 맛보는 습관을 줄인다
가족이나 동료가 주는 간식, 마트에서의 시식 등 우리는 스스로 인식하지 못하는 사이 많은 음식을 맛보며 산다. 이렇게 맛보는 음식은 많으면 하루에도 수백 칼로리가 된다. 맛보는 습관을 줄이는 것만으로도 열량 섭취를 줄일 수 있다.

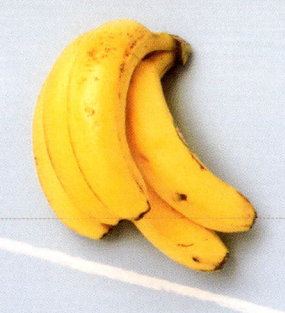
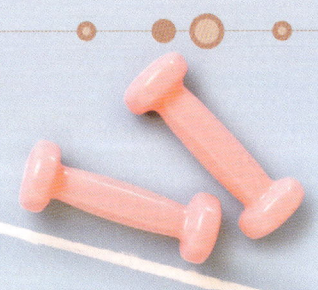

How to 6 아로마 향기를 맡는다
아로마는 강력한 방향 성분을 지닌다. 아로마를 피우면 아로마의 방향 성분이 코로 흡수돼 콧속 후각조직 점막에 도달하는데, 이때 점막에 존재하는 후각신경을 통해 식욕 등을 조절하는 뇌의 변연계에 직접적인 영향을 미쳐 식욕을 억제한다. 먹고 싶은 게 생각나면 냉장고 문을 여는 대신 아로마 향초를 피우자.

How to 7 음식을 눈에 띄지 않게 한다
음식을 보거나 음식 냄새를 맡으면 식탐이 증가한다. 주방에 가면 음식 생각이 많이 나지만 다락방에 가면 별다른 생각이 나지 않는 것도 그런 이유다. 음식의 내용물이 보이지 않게 저장하고, 특별한 용건 없이 주방을 드나들거나 냉장고 문을 열지 않는다.

How to 8 간식을 먹는다
배가 고프면 식탐이 강해진다. 식사 중간에 간식을 먹어 식탐을 예방하는 것도 효과적이다. 간식으로는 열량이 낮은 채소와 부피가 큰 과일이 적당하다. 가을이 제철인 고구마도 좋다. 고구마는 섬유질이 풍부해 포만감을 오래 유지시킨다. 간식은 수시로 먹기보다는 아침과 점심, 점심과 저녁 사이에 1회 정도가 알맞다.

How to 9 수시로 물과 차를 마신다
밥 먹기 1시간 전 물을 충분히 마신다. 이렇게 마시는 물은 체내의 지방분해를 돕는 효과도 있다. 배가 많이 고플 때 음식을 먹으면 과식할 수 있으므로 물을 한 잔 마신 뒤 식사한다. 단, 늦은 저녁에 마시는 물은 부종의 원인이 되므로 조심한다. 식사 사이에 차를 마시면 공복감이 해소된다. 위가 약하면 녹차, 홍차, 커피 등은 피한다.

How to 10 요가나 반신욕을 한다
여성은 스트레스를 많이 받거나 정신적으로 불안할 때 음식을 통한 포만감으로 정신적인 안정을 찾는 경우가 많다. 이를 예방하기 위해서 기의 흐름을 조절할 수 있는 요가나 단전호흡으로 스트레스를 관리하자. 마음의 긴장을 풀고 혈액순환을 좋게 하는 반신욕이나 경락마사지도 좋다.

화요일 — 결리고 쑤시는 온몸을 시원하게 풀어준다

탄탄한 복부 만들기

척추를 바로 세우고, 복부를 스트레칭함으로써 탄력 있는 복부로 만들어준다.

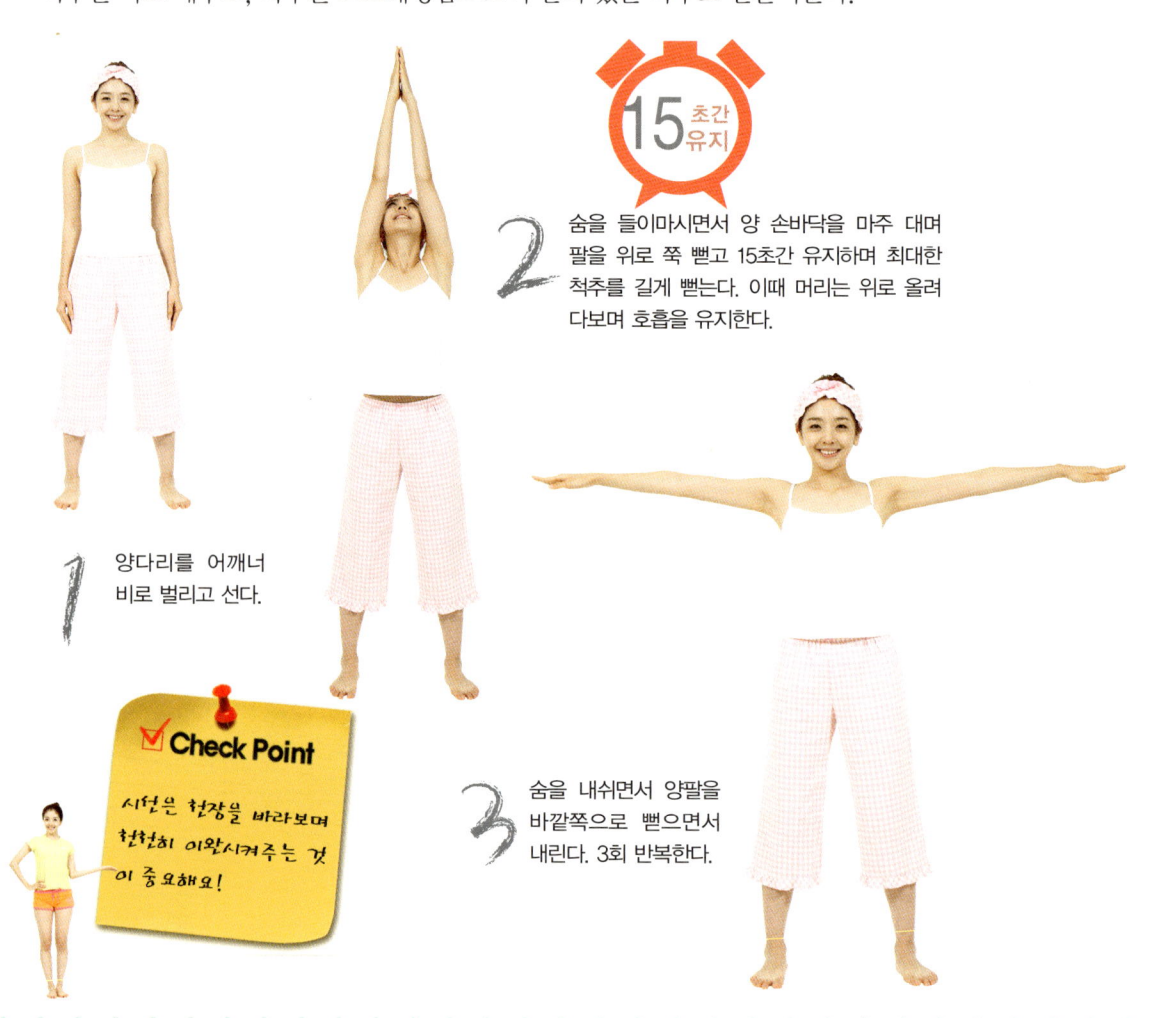

1. 양다리를 어깨너비로 벌리고 선다.

2. 숨을 들이마시면서 양 손바닥을 마주 대며 팔을 위로 쭉 뻗고 15초간 유지하며 최대한 척추를 길게 뻗는다. 이때 머리는 위로 올려 다보며 호흡을 유지한다.

3. 숨을 내쉬면서 양팔을 바깥쪽으로 뻗으면서 내린다. 3회 반복한다.

Check Point
시선은 천장을 바라보며 천천히 이완시켜주는 것이 중요해요!

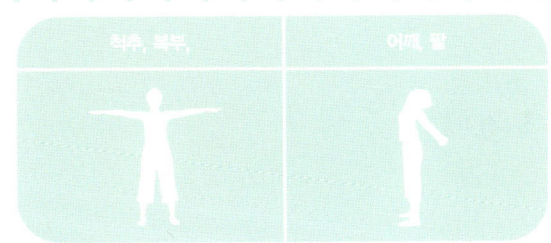

목 근육 이완시키기

어깨와 목 근육을 시원하게 이완시켜줄 뿐만 아니라 굳은 어깨의 혈액순환을 돕는다.

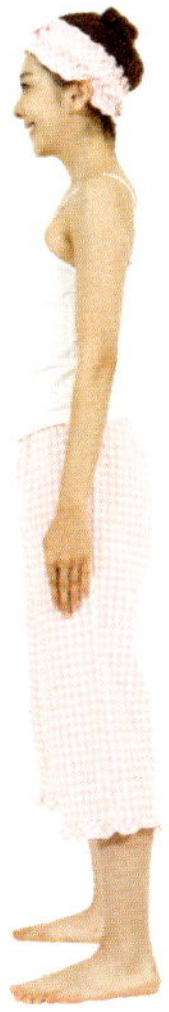

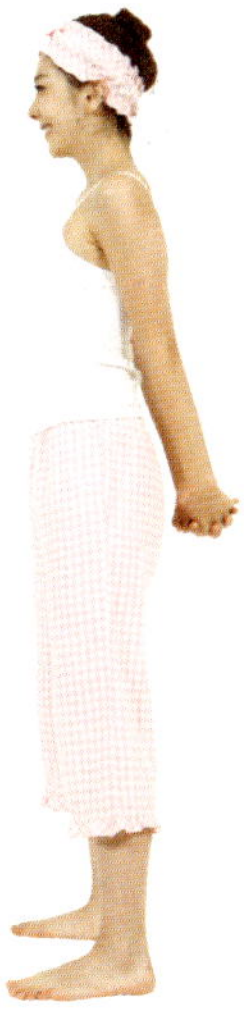

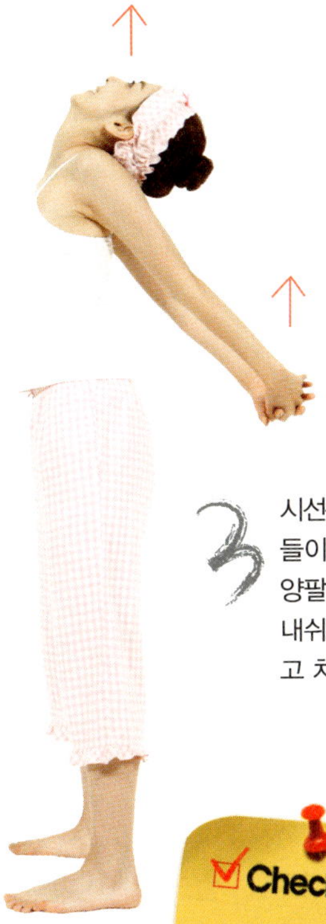

1. 숨을 내쉬며 편한 자세로 선다.

2. 팔을 등 뒤로 가져간다. 양손은 깍지를 낀다.

3. 시선은 위를 향하고, 숨을 들이마시며 가슴을 펴고 양팔을 들어올린다. 숨을 내쉬면서 몸의 긴장을 풀고 처음 자세로 돌아온다.

Check Point

시선은 천장을 바라보도록 하고 과도하게 팔을 올리지 마세요!

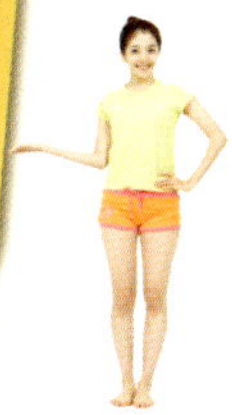

화요일

비틀어진 상체 교정하기

엉덩이와 골반의 유연성을 향상시킬 뿐 아니라 옆구리 비만을 예방하고, 흉곽의 비틀림을 교정하는 데 효과적이다.

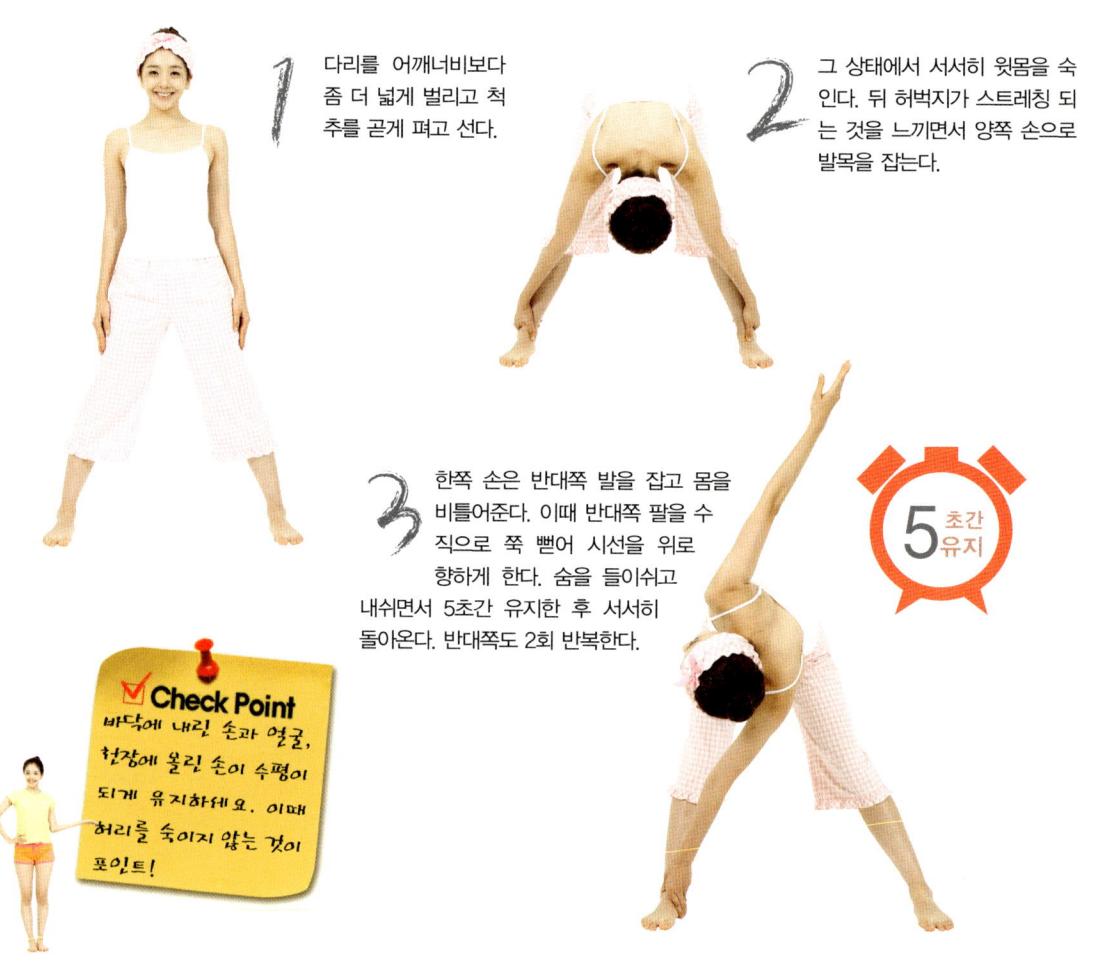

1. 다리를 어깨너비보다 좀 더 넓게 벌리고 척추를 곧게 펴고 선다.

2. 그 상태에서 서서히 윗몸을 숙인다. 뒤 허벅지가 스트레칭 되는 것을 느끼면서 양쪽 손으로 발목을 잡는다.

3. 한쪽 손은 반대쪽 발을 잡고 몸을 비틀어준다. 이때 반대쪽 팔을 수직으로 쭉 뻗어 시선을 위로 향하게 한다. 숨을 들이쉬고 내쉬면서 5초간 유지한 후 서서히 돌아온다. 반대쪽도 2회 반복한다.

5초간 유지

Check Point
바닥에 내린 손과 얼굴, 천장에 올린 손이 수평이 되게 유지하세요. 이때 허리를 숙이지 않는 것이 포인트!

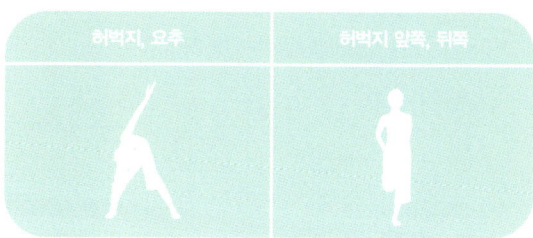

바른 자세 만들기

균형 감각을 길러주며 바른 자세를 만들고 다리 근육과 관절을 강화시킨다.

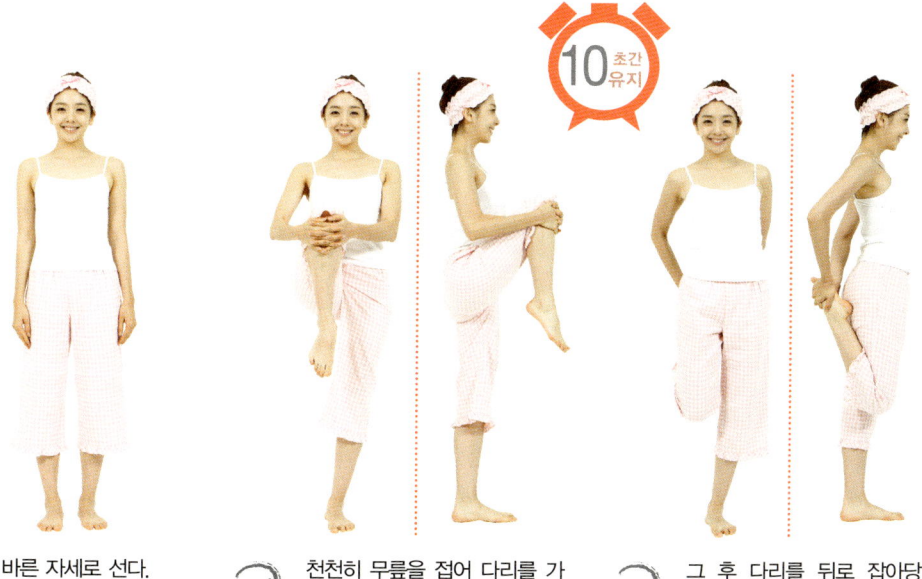

1 바른 자세로 선다.

2 천천히 무릎을 접어 다리를 가슴 방향으로 끌어당긴다. 중심을 잡기 어려울 때는 옆에 소파나 탁자에 손을 얹고 중심을 잡는다. 10초간 유지한다.

3 그 후 다리를 뒤로 잡아당겨 다시 10초를 유지한다. 반대쪽도 3회 반복한다.

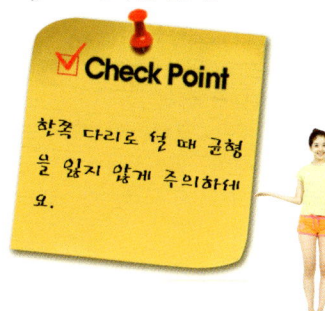

Check Point
한쪽 다리로 설 때 균형을 잃지 않게 주의하세요.

 다리를 가슴 쪽으로 끌어안을 때 허리가 굽혀지지 않게 한다.

Let's Break~!

만병의 근원, 틀어진 몸 바로잡기

잘못된 자세가 건강을 망친다

두통, 소화불량, 만성피로, 오십견, 디스크…. 잘못된 자세로 인해 생길 수 있는 질환은 셀 수 없이 많다. 평상시 주의를 기울여 자세를 바로 하는 것만으로 현대인이 겪는 고통의 대다수는 해결할 수 있을 것이다. 지금부터 시작해보자. 바른 자세 프로젝트!

평소 나의 자세 습관을 체크해보자.
해당 사항이 많을수록 당신의 몸은 비틀어져 있는 상태다.

☐ 다리를 꼬고 앉아 있는 일이 종종 있다.
☐ 어깨가 파인 옷을 입으면, 항상 한쪽만 내려가 있다.
☐ 스커트를 입고 걸으면 한쪽으로 옷이 돌아간다.
☐ 가방을 들 때 한쪽 어깨에만 걸치거나, 한쪽 손으로만 든다.
☐ 구두의 굽이 균일하지 않게 닳는다.
☐ 바지를 입으면 밑단의 길이가 같지 않다.
☐ 어깨가 항상 딱딱하게 뭉쳐 있다.

도전하라! 정상적인 자세

바른 자세 프로젝트를 시작하기 앞서 우리가 목표로 삼아야 할 정상 자세는 어떤 것인지 알아보자.

선 자세

》 정면에서 보았을 때
1 양쪽 귀와 눈썹의 높이가 같아야 한다.
2 양 어깨의 높이가 같아야 하고, 힘이 들어가지 않은 자연스러운 상태가 좋다.
3 양 손끝의 높이가 같아야 한다.
4 머리의 중심이 항상 몸통과 골반의 중심에 있어야 한다.
5 발은 어깨너비로 벌리는 것이 좋다.

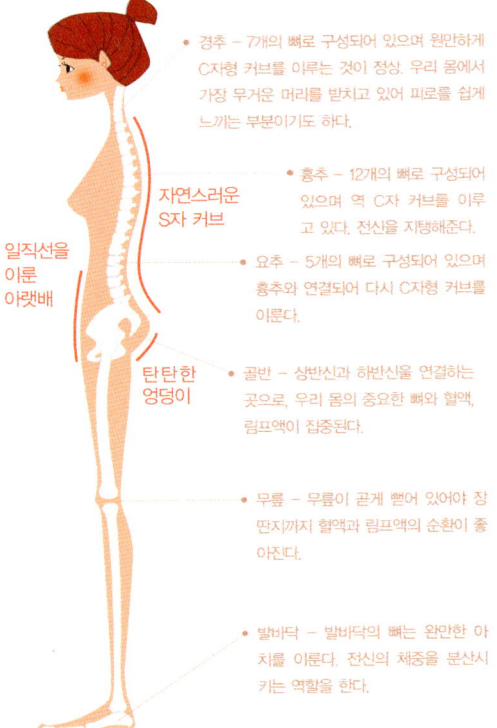

머리는 척추 위쪽에 위치

• 경추 – 7개의 뼈로 구성되어 있으며 원만하게 C자형 커브를 이루는 것이 정상. 우리 몸에서 가장 무거운 머리를 받치고 있어 피로를 쉽게 느끼는 부분이기도 하다.

자연스러운 S자 커브

• 흉추 – 12개의 뼈로 구성되어 있으며 역 C자 커브를 이루고 있다. 전신을 지탱해준다.

• 요추 – 5개의 뼈로 구성되어 있으며 흉추와 연결되어 다시 C자형 커브를 이룬다.

일직선을 이룬 아랫배

탄탄한 엉덩이

• 골반 – 상반신과 하반신을 연결하는 곳으로, 우리 몸의 중요한 뼈와 혈액, 림프액이 집중된다.

• 무릎 – 무릎이 곧게 뻗어 있어야 장딴지까지 혈액과 림프액의 순환이 좋아진다.

• 발바닥 – 발바닥의 뼈는 완만한 아치를 이룬다. 전신의 체중을 분산시키는 역할을 한다.

>> 측면에서 보았을 때
1 귓구멍으로부터 아래로 수직선을 그었을 때, 어깨, 고관절, 무릎을 통과해야 한다.
2 목, 등, 허리의 원래 곡선이 너무 곧게 펴지지 않고 자연스럽게 유지된 상태여야 한다.
3 배는 힘이 과하게 들어가도, 빠져서도 안 된다.
4 무릎은 너무 쭉 편 것보다 자연스러운 상태가 좋다. 무릎을 심하게 펴면 허리에 무리가 간다.

앉은 자세
>> 정면에서 보았을 때
1 앞에서 보아 몸의 중심이 직선이어야 한다.
2 양 어깨의 높이가 같아야 한다.
3 팔걸이가 있는 의자라면 팔을 걸쳤을 때 어깨가 위로 올라가거나 처지지 않는지 살펴본다.
4 무릎은 엉덩이보다 약간 높게 둔다.

>> 측면에서 보았을 때
1 귓구멍에서 수직선을 내렸을 때 어깨, 몸통, 골반의 중심을 통과해야 한다.
2 등받이에 등을 붙이고 가슴을 쭉 편다.
3 다리를 꼬고 앉지 않는다. 모니터를 볼 때는 고개가 앞으로 나가 일자목이 되기 쉽다. 모니터를 눈높이보다 같거나 약간 낮은 위치에 두고 턱을 당기는 버릇을 습관화한다.
4 항상 엉덩이를 등받이에 붙이고 허리를 똑바로 편다. 의자 끝에 앉는 습관은 좋지 않다.

누운 자세
>> 바로 누웠을 때
1 딱딱한 바닥보다는 독립된 스프링을 갖고 있는 좋은 매트리스 위에 편안히 눕는다. 베개는 너무 높은 것보다 경추의 C자 커브를 자연스럽게 살릴 수 있는 것을 고른다. 목 뒤에 수건을 말아 베고 자는 것도 좋다.
2 무릎 밑에 두껍지 않은 담요나 쿠션을 깔면 척추와 무릎 관절에 좋다.

>> 옆으로 누웠을 때
1 옆으로 누웠을 때는 적당한 높이의 베개를 받쳐 목이 꺾이지 않도록 한다. 엎드려 자는 자세는 목에 무리를 주고, 등과 허리의 곡선이 평평해져 척추 건강에 좋지 않으므로 피한다.
2 누웠다가 일어날 때는 옆으로 몸을 돌린 후, 한 손으로 바닥을 짚고 천천히 일어난다.
3 옆으로 누웠을 때 무릎 사이에 베개를 하나 더 끼는 것이 편안하다.

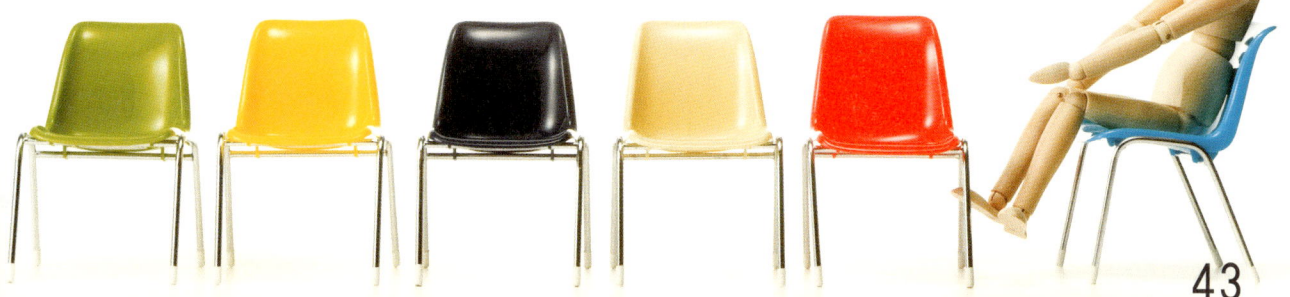

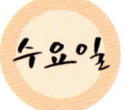

수요일 유난히 일어나기 힘든 몸을 새털처럼 가볍게!

뒷목 혈액순환 시키기

목과 어깨 부위, 즉 경추를 자극함으로써 뇌로 전달되어 산소와 혈액의 공급이 원활해진다.

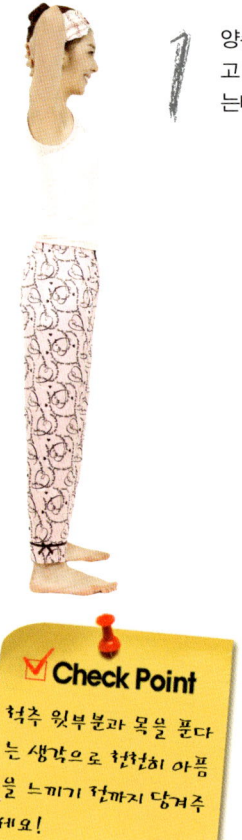

1 양손을 깍지 끼고 머리 뒤에 놓는다.

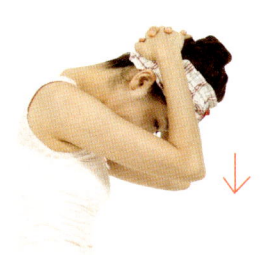

2 머리를 손으로 누르면서 고개를 숙인다. 목 뒤의 근육이 늘어나는 것을 느끼며 10초 정도 눌러준다.

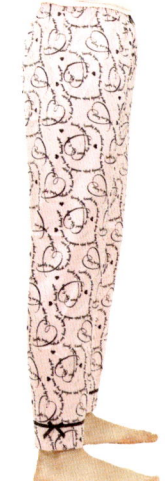

Check Point
척추 윗부분과 목을 푼다는 생각으로 천천히 아픔을 느끼기 전까지 당겨주세요!

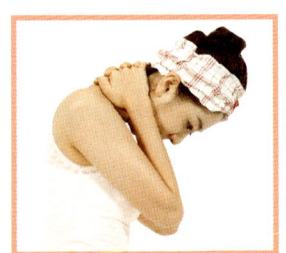

 양손의 위치가 목에 있는 경우

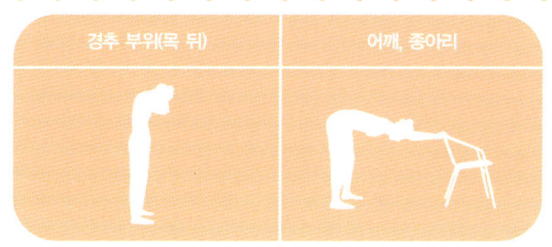

어깨 혈액순환 시키기

양 어깨 날개 쪽과 종아리 스트레칭을 도와 전신의 혈액순환을 돕는다.

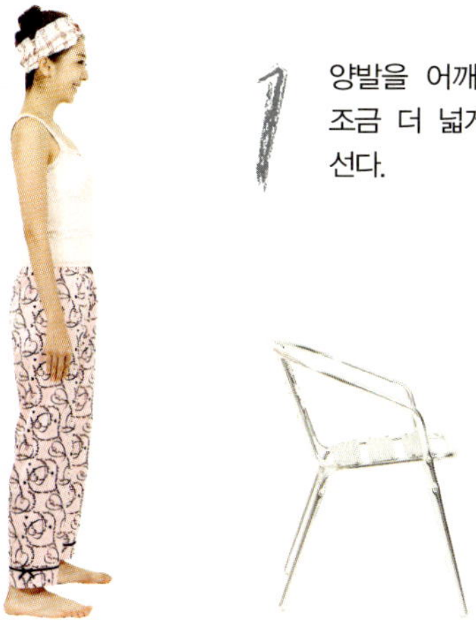

1. 양발을 어깨너비보다 조금 더 넓게 벌리고 선다.

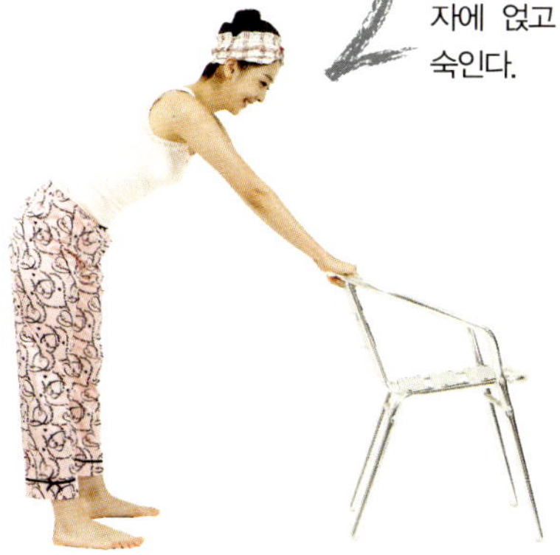

2. 양손을 주방 선반이나 의자에 얹고 상체를 천천히 숙인다.

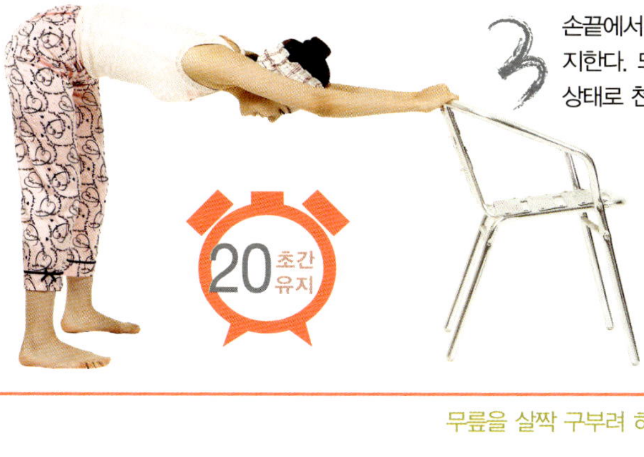

3. 손끝에서 엉덩이까지 일자가 되도록 하고 20초간 유지한다. 되돌아올 때는 허리 보호를 위해 무릎을 굽힌 상태로 천천히 올라온다. 같은 동작을 5회 반복한다.

20초간 유지

Check Point!
무릎을 살짝 구부려 허리와 머리 부분의 수평을 유지하세요!

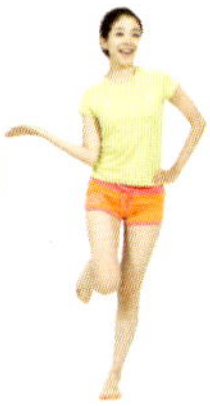

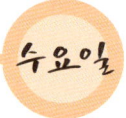

뭉친 다리 근육 풀어주기

처진 엉덩이가 올라가고 엉덩이 윗부분의 등 라인이 예뻐진다. 뭉친 다리 근육도 풀리는 효과를 기대할 수 있다.

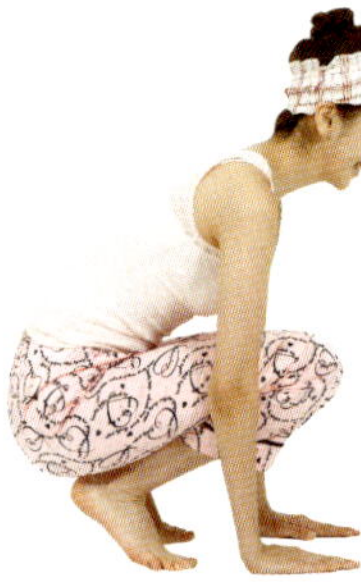

1 양발은 엉덩이 넓이로 벌리고, 양손은 발 앞쪽에 짚고 앉는다.

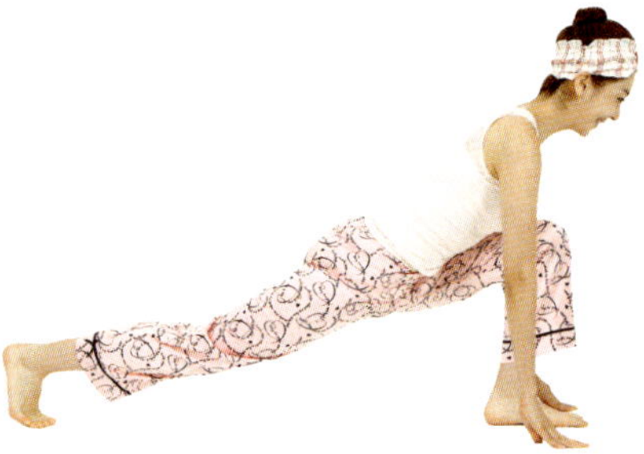

2 한쪽 발(오른쪽 발)을 천천히 뒤로 뺀다.

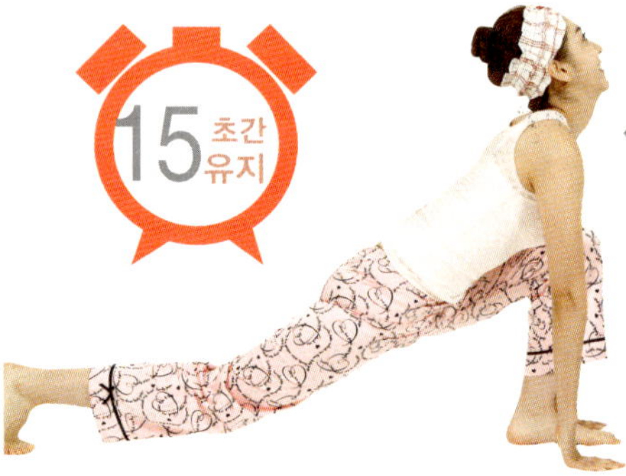

3 시선은 위쪽을 향하고, 뒤로 뺀 다리가 스트레칭됨을 느끼면서 약 15초간 호흡을 유지한다.

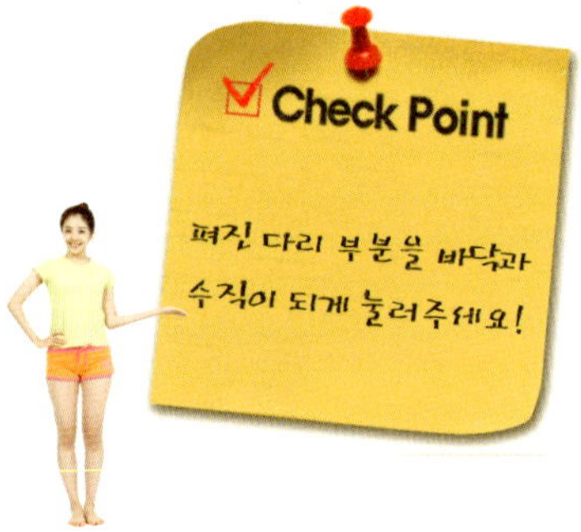

15초간 유지

Check Point
펴진 다리 부분을 바닥과 수직이 되게 눌러주세요!

NG 허리를 과도하게 틀면 안 된다.

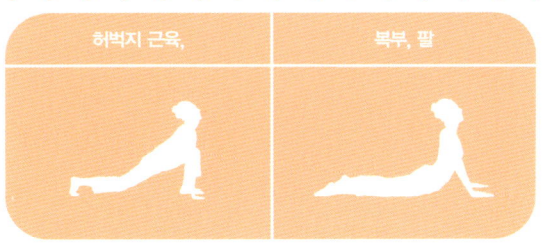

어깨결림 풀어주기

상체를 젖힘으로써 경추, 흉추, 요추, 발끝을 자극하여 어깨결림을 방지하며, 허리에 힘을 모음으로써 허리가 튼튼해지고 등과 허리의 군살이 제거된다. 앞으로 휘어진 척추를 교정하는 데도 좋다.

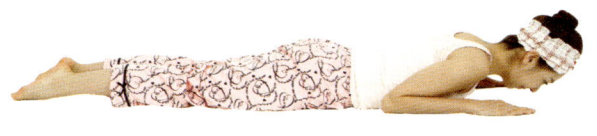

1. 엎드려 다리를 모으고, 팔꿈치는 몸 바깥쪽을 향해 벌린 상태에서 손바닥을 넓게 펴 바닥에 댄다.

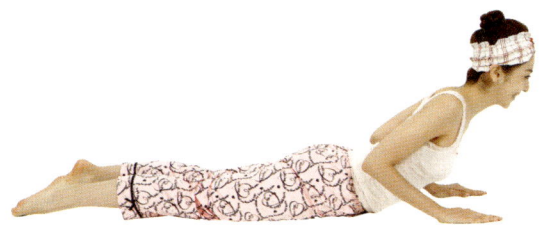

2. 배에 힘을 주어 척추 쪽으로 잡아당기고 몸은 길게 뻗는다.

3. 숨을 들이쉬고 내쉬면서 상체를 바닥에서 약간만 들어 올려 유지한다. 운동 강도를 조금 높이려면 숨을 들이쉬면서 팔꿈치를 쭉 펴고 손바닥으로 상체 무게를 지탱한다.

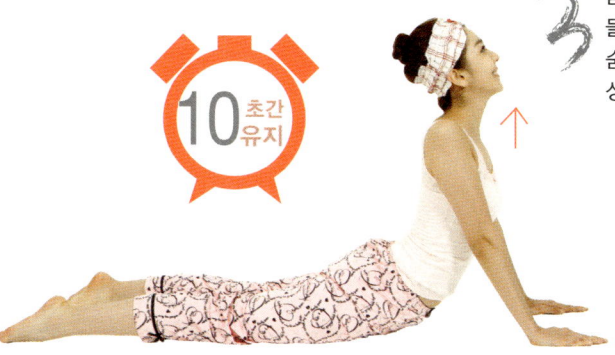

10초간 유지

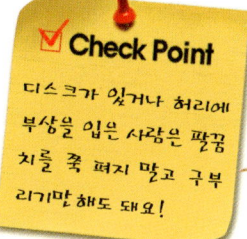

Check Point
디스크가 있거나 허리에 부상을 입은 사람은 팔꿈치를 쭉 펴지 말고 구부리기만 해도 돼요!

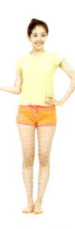

Let's Break~!

시작은 미비하나 그 끝은 창대하리라!

생활습관을 바꾸는 니트 다이어트

10년 전에 비해 세상이 더 편해졌을지는 몰라도 그 때문에 우리 체중은 적어도 3kg은 더 나가게 되었다. 왜? 최대한 덜 움직이도록 돕는 수많은 제품들이 개발되었으니까. 이런 흐름을 타고 재미있는 다이어트 방법이 등장했다. 이름하여 '니트 다이어트'. 생활 속 소소한 습관의 변화로도 살이 빠진다니 정말 놀랍지 아니한가.

니트 다이어트란?

 미국을 시작으로 일본에서까지 인기를 끌고 있는 '니트(NEAT) 다이어트'가 국내에서도 화제다. 니트 다이어트는 생활습관의 변화를 통해 손쉽게 살을 빼는 방법이다. 일상생활 속에서 칼로리 소모를 높이는 쪽으로 습관을 들여 나도 모르는 사이 다이어트가 된다는 것이 이 다이어트의 가장 큰 매력이다. 'Non-exercise activity thermogenesis(비운동성 활동 열 생성)'의 머리글자를 연결한 NEAT(니트) 다이어트는 미국 메이요 클리닉 제임스 레바인 박사팀이 주도적으로 연구를 진행하고 있으며, 『사이언스』 등 의과학 전문지에 연구 결과가 실리며 신빙성을 더하고 있다.

니트 다이어트와 운동은 어떻게 다른가?

 니트 다이어트는 약한 강도의 운동이라 할 수 있다. 하지만 운동을 하면 근육량이 증가하는 것에 반해 니트 다이어트는 그러한 효과까지 기대하기는 어렵다. 다만 일상에서 기초대사량을 늘려주어 조금만 움직여도 칼로리 소모량이 많아지는 체질적 변화를 기대할 수 있다. 운동할 시간이 없는 사람들에게 주로 권해지는 이유가 여기에 있다. 제대로 된 운동 효과까지 주고 싶다면 그 시간과 강도를 높여주면 된다. 같은 동작은 시간을 나누어 해도 한 번에 하는 것과 같은 효과를 얻을 수 있다. 30분 동안 계단을 집중해서 오르는 것과 10분씩 3회에 걸쳐 계단을 오르는 것은 결국 같은 양의 칼로리가 소모된다.

생활습관을 바꾸면 다양한 질병도 예방할 수 있다

 움직이는 것을 싫어하고 게으른 사람들에게 많이 오는 질환이 바로 비만과 대사 질환이다. 움직이지 않으면 셀룰라이트가 쌓이고 그것은 비만과 동맥경화, 당뇨, 혈관 질환 등의 대사 질환을 야기한다. 특히 한 자세로 오랜 시간 일을 하는 직장인들은 한곳만 뚱뚱해지는 부분 비만이 많은데, 그것도 순환이 안 되고 한 부분에만 셀룰라이트가 쌓여 생기는 일종의 잘못된 생활습관의 증거다. 항상 편한 자세만 찾지 말고 긴장된 자세를 갖자. 단, 강박이나 스트레스는 금물이다. 스트레스가 쌓이면 우리 몸에는 '부티솔'이라는 물질이 나와 오히려 지방을 축적시키기 때문이다. 니트 다이어트를 자연스럽게 나의 습관으로 만드는 것이 무엇보다 중요하다.

생활 속 소소한 활동이 얼마큼의 칼로리를 소모시킬까?

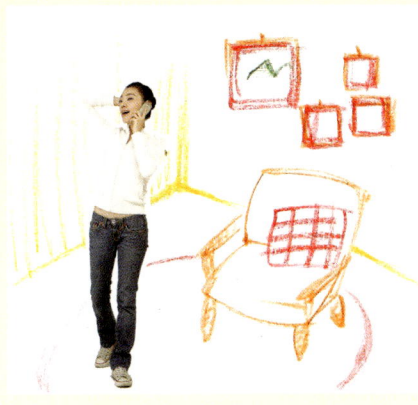

걷기 210kcal/1시간
저녁 7시 이후에 부신피질, 갑상선 자극 호르몬 분비량이 증가하므로 걷기나 달리기는 저녁 시간에 하는 것이 효과적이다. 1주일에 2100~3000kcal가 소모되어야 약 0.45kg 감량 효과를 볼 수 있는데, 확실한 체중 감량 효과까지 보고 싶다면 시간을 쪼개더라도 하루에 1시간씩 걷기 운동을 하는 것이 좋다.

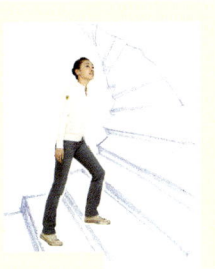

수다 떨기 132kcal/1시간
앉아서 이야기하면 22kcal가 소모되는데 앉아서는 대개 뭔가를 먹게 되므로 오히려 칼로리를 높일 수 있다. 되도록 서서 이야기하고 이야기할 때에는 행동을 크게 하고 크게 웃는 것이 칼로리를 줄이는 데 효과적이다.

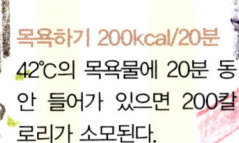

목욕하기 200kcal/20분
42℃의 목욕물에 20분 동안 들어가 있으면 200칼로리가 소모된다.

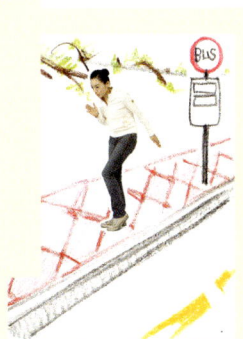

버스나 지하철에서 서 있기 210kcal/1시간
뒤꿈치를 들고 서 있으면 시간당 55kcal, 손잡이를 좌우로 번갈아 잡으면 스트레칭 효과를 주어 75kcal가 소모된다.

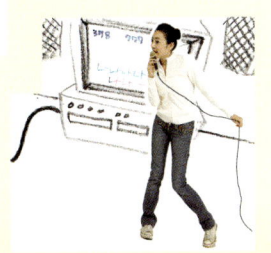

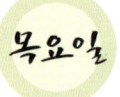
목요일 아름다운 바디라인 만들기

척추골 바로잡기

척추신경계의 순환과 영양 공급을 원활하게 하고 각각의 척추골과 연골을 바로잡는다.

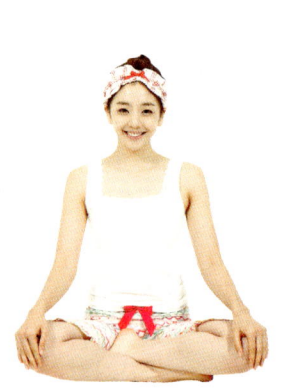

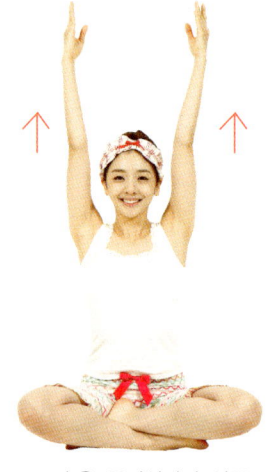

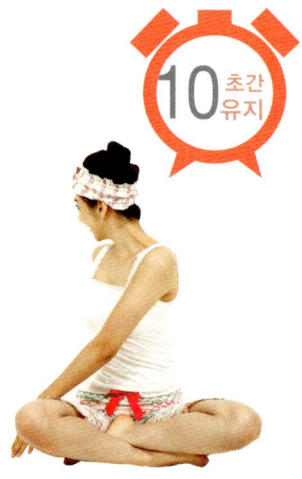

1 양반 다리를 하고 앉은 뒤 척추를 세우고 배에 살짝 긴장을 주고 어깨의 긴장을 푼다.

2 숨을 들이쉬면서 양쪽 팔을 머리 위로 쭉 뻗어 척추를 길게 늘린다.

3 숨을 내쉬면서 척추를 계속 세운 상태에서 오른쪽으로 돌리고 왼손을 오른쪽 무릎 뒤에 댄다. 이때 오른손은 꼬리뼈 뒤쪽의 바닥을 짚어서 몸을 지탱한다. 10초간 유지 후 반대 방향으로 5회 반복한다.

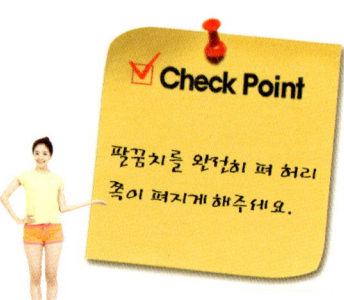

Check Point
팔꿈치를 완전히 펴 허리 쪽이 펴지게 해주세요.

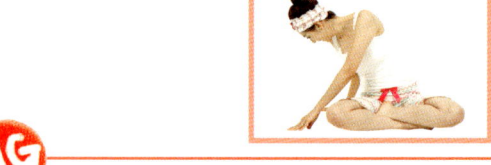
팔꿈치가 구부러진 동작

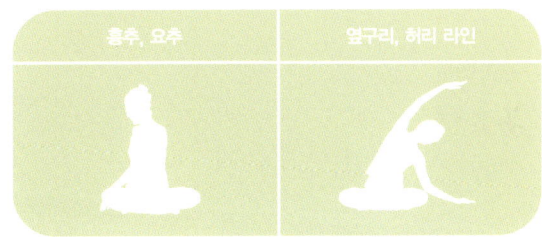

아름다운 허리선 만들기

복부와 허리선을 아름답게 하며, 꾸준히 실천하면 잘록한 바디 라인이 생긴다.

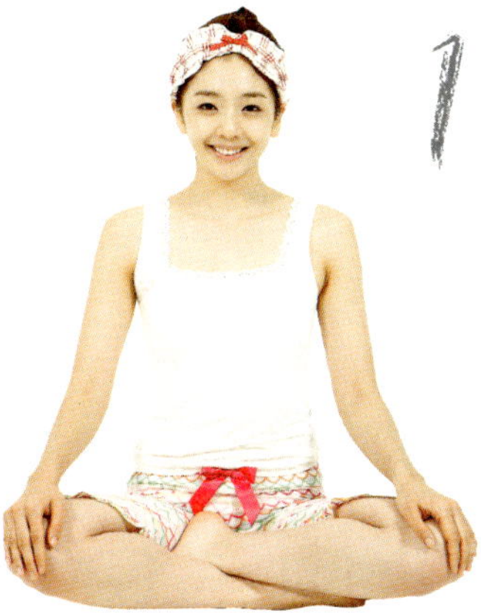

1 양반 다리를 하고 척추를 길게 한 뒤 편안하게 앉는다.

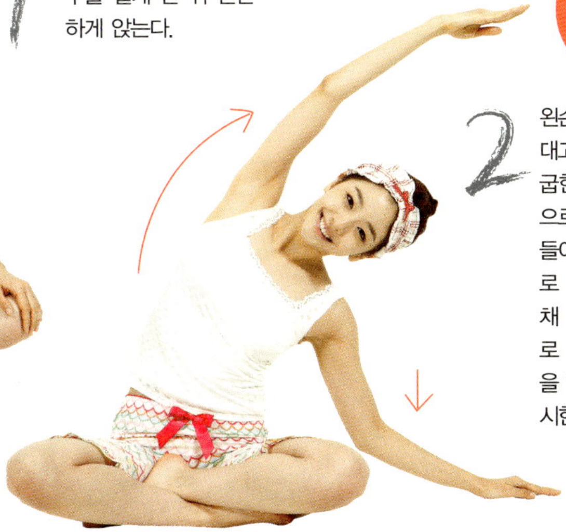

2 왼손을 엉덩이 옆 바닥에 대고, 왼쪽 팔꿈치를 살짝 굽힌다. 오른쪽 팔을 귀 옆으로 붙일 듯 천장 쪽으로 들어올린다. 상체를 왼쪽으로 기울여, 자세를 유지한 채 어깨를 왼쪽 바닥 쪽으로 내린다. 8~10회 호흡을 한 후 반대쪽 방향을 실시한다. 3회 반복한다.

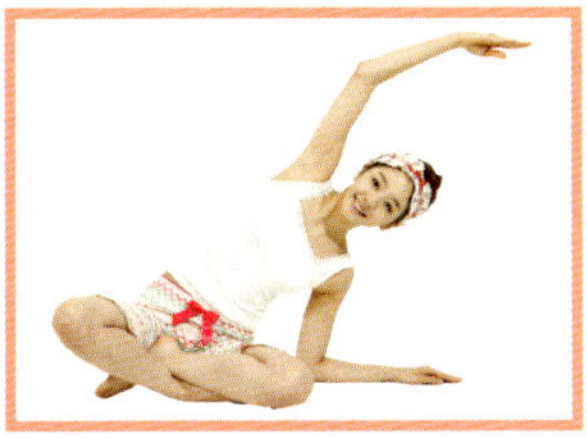

8~10회 호흡

NG 옆구리 스트레칭을 할 때 엉덩이가 바닥에서 들리지 않도록 한다.

Check Point
골반 부분을 최대한 움직이지 않는 범위 내에서 상체를 숙이는 것이 중요하답니다.

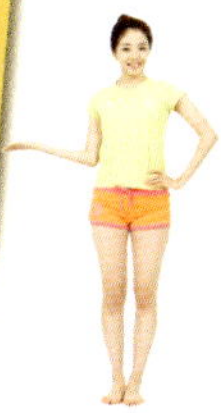

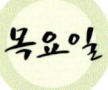
목요일

온몸 긴장 풀어주기

고관절을 벌린 상태에서 척추를 일직선으로 폈다가 숙이는 자극을 주면, 척수액의 활류가 원활해져 몸 전체의 긴장을 완화시키는 효과가 있다.

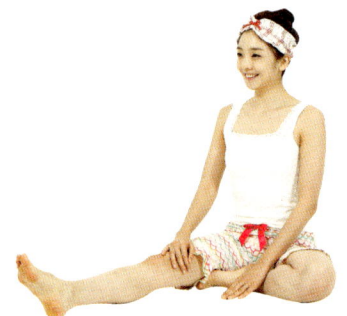

1 두 다리를 최대한 벌리고 앉는다. 왼쪽 다리는 안쪽으로 접는다.

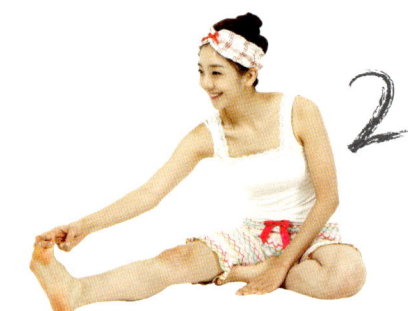

2 오른쪽 발목을 몸 쪽으로 당겨서 아킬레스건을 스트레칭 한다. 이때 척추도 곧게 펴서 몸을 바르게 한다.

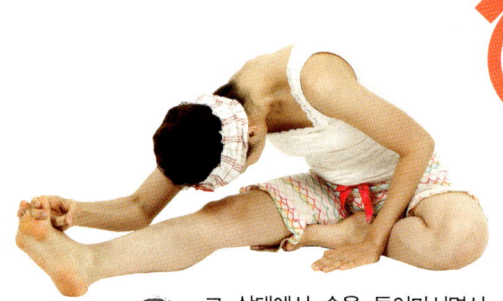

15초간 유지

3 그 상태에서 숨을 들이마시면서, 허리부터 상체를 천천히 숙이면서 한 손가락 혹은 두 손가락으로 오른쪽 엄지발가락을 잡는다.

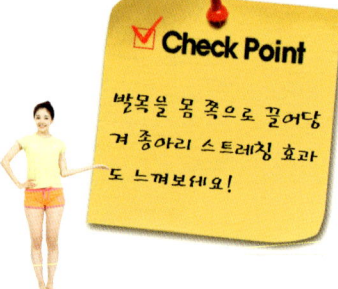

Check Point
발목을 몸 쪽으로 끌어당겨 종아리 스트레칭 효과도 느껴보세요!

 상체를 옆으로 트는 것이 아니라 다리 쪽으로 틀어준다.

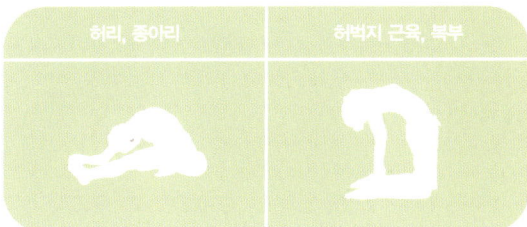

변비 해소 하기

복부의 내장기관에 자극을 주고 척추 전체를 단련시켜주면서 변비 증세를 완화시킨다.

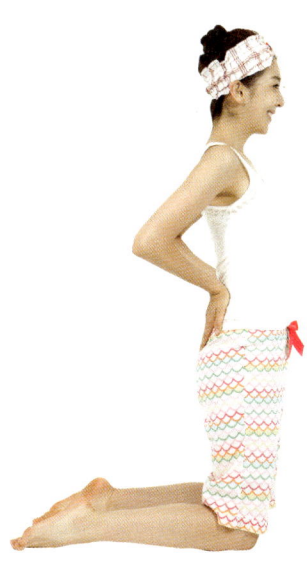

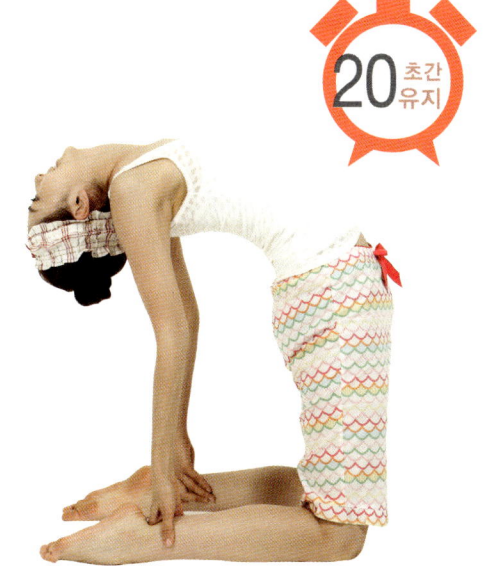

1 무릎으로 서서 양손을 허리에 댄다.

2 숨을 내쉬면서 앉은 상태에서 양손을 각각 같은 쪽 발목을 잡고 복부에 힘을 준 상태에서 천천히 상체를 뒤쪽으로 젖힌다. 20초간 동작과 호흡을 유지한 후 천천히 한쪽씩 손을 떼고 처음 자세로 돌아온다.

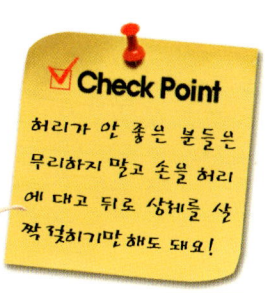

Check Point
허리가 안 좋은 분들은 무리하지 말고 손을 허리에 대고 뒤로 상체를 살짝 젖히기만 해도 돼요!

NG 상체가 너무 뒤로 젖혀 골반이 무릎 밖으로 넘어가면 안 된다.

Let's Break~!

잘 먹고 잘 싸고 잘 사는 방법!
변 모양으로 '내 건강'을 알 수 있다?

대변은 위장관 질환을 알아내는 증거이며, 우리 몸 건강의 척도다. 따라서 대변을 보고 물을 내리기 전 체크할 것들이 있다. 바로 변의 모양과 색깔, 그리고 냄새가 그것이다.

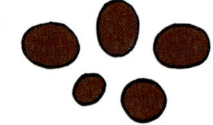
❶ 콩처럼 딱딱한 변

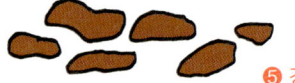
❺ 경계가 분명한 덩어리 변

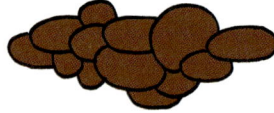
❷ 딱딱하고 울퉁불퉁한 변

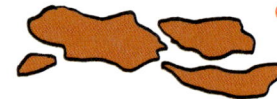
❻ 찐득찐득한 죽 같은 변

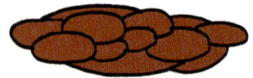
❸ 주름진 소시지 모양의 변

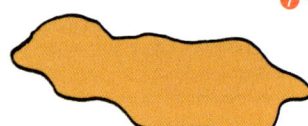
❼ 덩어리 없이 물만 나오는 변

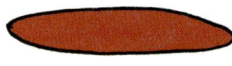
❹ 뱀 모양의 말랑말랑한 변

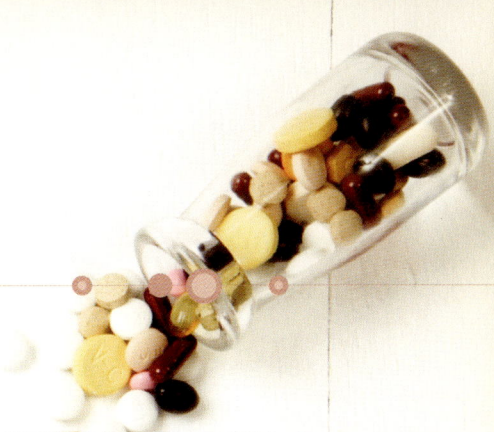

》 1 + 2번 모양
어머, 변비시군요. 오늘도 화장실에서 땀 깨나 흘렸겠어요. 변비를 해결하고 싶다면 먼저 식사량과 수분 섭취량을 늘리세요. 식사량을 늘린다고 밥만 많이 먹다가는 변비가 더 심해질 수 있어요. 시금치 등 섬유질이 풍부한 식단을 짜야 효과가 바로 나타난답니다. 또 운동량도 늘려보세요. 변비를 유발하는 스트레스까지 더불어 해결돼 일석이조의 효과를 볼 수 있어요. 그래도 호전이 없다고요? 그렇다면 다른 원인일 수도 있어요. 서행성 변비 유형(척수에 손상을 받거나 선천적으로 대장의 신경 전도시간이 느린 질환), 골반저근소실증(변이 배출되는 과정이 정상적으로 진행되지 않는 질환), 대장 종양, 장폐색, 갑상선기능저하증 같은 대사성 이상 등 기질적 질환일 수 있으니 병원을 찾아보세요.

》 3 + 4번 모양
짝짝짝. 정상이에요. 건강 관리를 잘 하셨군요!

》 5 + 6 + 7번 모양
정도의 차이만 있을 뿐 모두 설사 증세예요. 혹시 배가 심하게 아프거나, 38.5℃ 이상의 고열로 힘들었거나, 이틀이 넘도록 쉬지 않고 계속 설사를 했다면 모두 병원을 찾아야 하는 증상이에요. 설사는 대개 지나치게 많은 섬유질 섭취, 심한 스트레스, 상한 음식 섭취, 위장의 염증, 불결한 위생 관리로 인해 병균이 우리 몸에 들어온 전염성인 경우가 많아요. 따라서 외출 후나 식사 전에는 항상 손을 깨끗하게 씻고 급성설사 증세를 보인다면 끓여서 식힌 물과 죽, 미음 정도만 섭취하면서 배를 따뜻하게 해주는 것이 좋아요.

변의 냄새로 알아보는 우리 몸 상태
시큼한 냄새는 소화불량, 비린내는 장출혈, 썩는 냄새는 대장암의 증상일 수 있어요. 소화불량 환자는 위산 과다로 인해 대변에 산 성분이 섞여 나와 시큼한 냄새가 나고, 대장에 출혈이 있는 경우엔 피가 변에 묻어 나와 피 비린내가 나게 됩니다. 대장암이 있는 경우엔 대장 조직이 부패하기 때문에 변을 보았을 때 생선 썩는 냄새가 나요. 특히 대장암 환자는 방귀 냄새와 구취 또한 독한 편인데 정상인보다 장내에서 메탄가스가 많이 만들어지기 때문입니다. 장유착증이나 만성설사가 있거나, 육류나 인스턴트 식품을 평소 많이 먹는 경우에는 장 내에 변이 오래 머물면서 발효되기 때문에 나쁜 균이 증식하고 좋은 균이 감소해 방귀나 대변에서 독한 냄새가 날 수 있어요. 변에서 간혹 유황 냄새가 나기도 하는데, 이는 고기를 먹은 후 소화 과정에 유황가스가 생성되기 때문일 뿐 대장 질환 증상은 아니랍니다.

변의 색으로 알아보는 우리 몸 상태
변이 검고 끈끈한 경우 식도, 위, 십이지장의 출혈을 의심해봐야 해요. 혈액이 위를 통과할 때 위산과 반응하여 검게 변하면서 변의 색깔까지 검게 만들기 때문이죠. 평소 자주 속이 쓰리고 소화가 안 되었는데 이런 검은 변을 본다면 소화성 궤양에 의한 출혈이나 위염, 위암 등에 의한 출혈일 가능성이 높아요. 같은 소화기관의 출혈이라도 출혈의 부위가 어디인지에 따라 대변의 색이 검은색 외에도 선홍색부터 검붉은 색까지 나타날 수 있어요. 먼저 선홍색의 피가 대변에 묻어 나왔다면 항문이나 직장, 하부 대장에 출혈이 있을 수 있고 치질의 경우라면 변기 안이 온통 빨갛게 될 정도로 많은 피가 나오죠. 대장 위쪽에서 출혈이 있는 경우에도 변이 검붉은 색을 띨 수 있어요.

금요일 — 주말이 시작되는 금요일, **몸과 마음을 시원하게!**

어깨 근육 풀어주기

어깨 근육의 혈액순환을 도와 상체에 활기를 불어넣어준다.

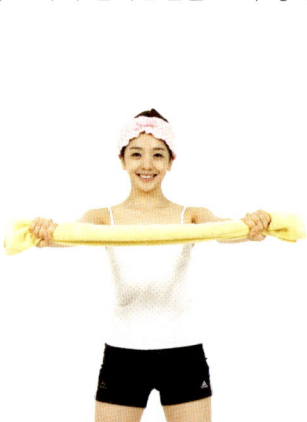
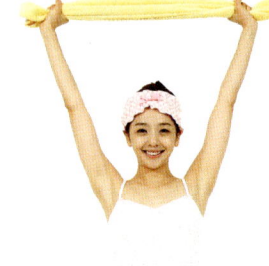
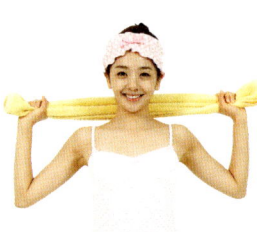

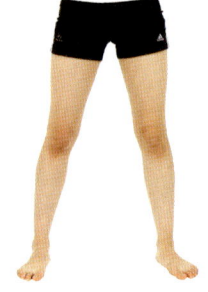 무릎에 살짝 힘을 뺀 상태에서 엉덩이너비로 벌리고 선다. 길게 만 수건 양끝을 단단히 쥐고 가슴 앞쪽으로 잡는다.

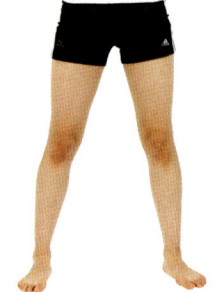 숨을 들이쉬고 내쉬면서 수건을 머리 위로 들어 올리고, 스트레칭감을 느낀다.

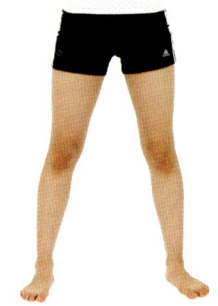 숨을 들이쉬고 내쉬면서 수건을 머리 뒤쪽으로 내린다. 이때 머리를 앞으로 내밀지 않도록 주의한다. 10회 반복한다.

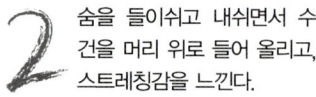
Check Point!
어깨가 스트레칭 될 만한 넓이를 측정한 후 수건을 그 넓이만큼 잡아주세요!

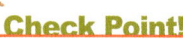

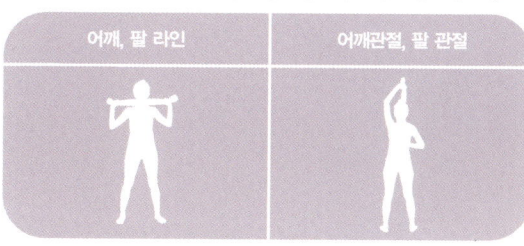

어깨와 등 군살 빼기

어깨와 등, 팔의 혈액순환을 도와 군살을 없애고 탄력 있게 만들어준다.

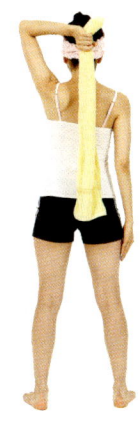
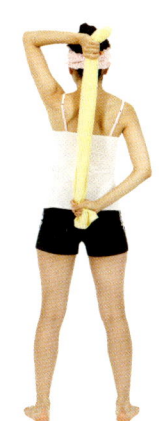
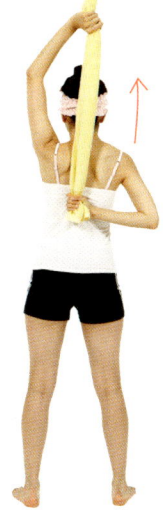

1 양발을 엉덩이 너비로 벌리고 선 후 등을 곧게 펴고 복근에 살짝 힘을 준다. 수건을 길게 말아서 한쪽 손으로 잡는다.

2 수건 양끝을 두 손으로 단단히 쥐고 등 뒤에서 수직으로 세워 잡는다.

3 숨을 들이쉬면서 수건을 아래쪽으로 잡아당긴다.

4 숨을 내쉬면서 수건을 위쪽으로 잡아당긴다. 양쪽 어깨는 수평을 유지하고 20회 반복한다.

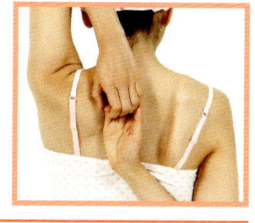

Advance - 고급 동작
등 뒤에서 손잡기가 가능하면 굳이 수건을 사용하지 않아도 된다.

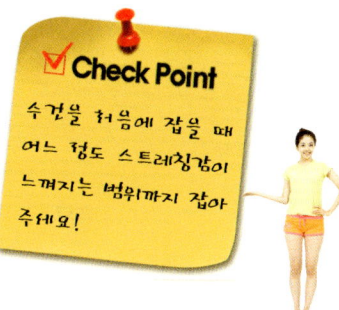

✓ Check Point
수건을 처음에 잡을 때 어느 정도 스트레칭감이 느껴지는 범위까지 잡아주세요!

금요일

날씬한 허벅지 만들기

신진대사, 혈당, 체중의 균형을 잡아주고 허벅지 안쪽과 뒤쪽을 당겨줘 지방이 쌓이기 쉬운 허벅지 부위를 자극해 날씬한 허벅지 라인을 가다듬는다.

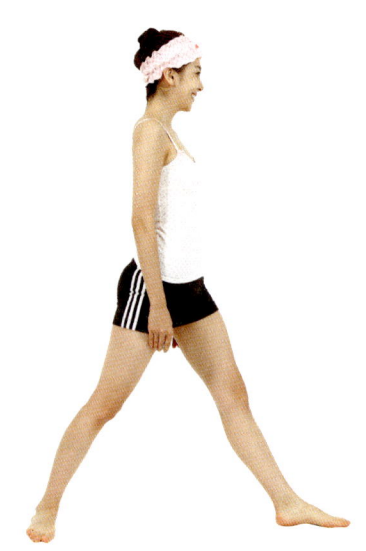

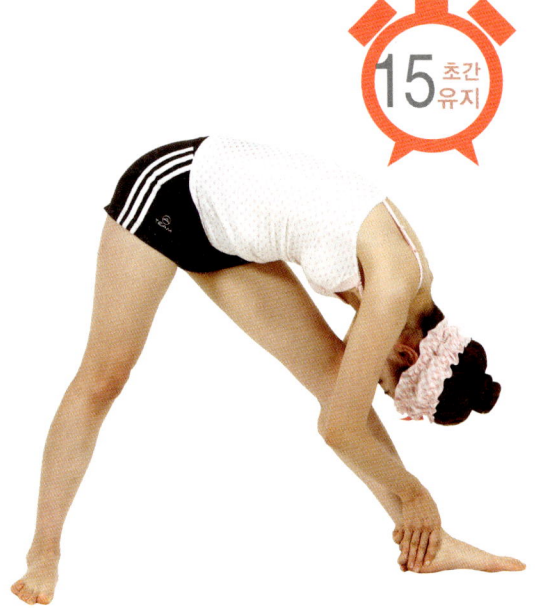

15초간 유지

1 오른쪽 다리를 앞으로 내밀고 왼쪽 발은 90도 방향으로 틀고, 어깨너비보다 좀 넓게 벌린다.

2 척추를 길게 늘인 상태에서 허리부터 천천히 상체를 내려 앞으로 뻗은 다리의 발목을 잡고 약 15초간 호흡을 유지한다. 천천히 척추 하나하나를 올린다는 생각으로 상체를 다시 들어올린다. 3회 반복한다.

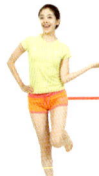

Check Point!
스트레칭 동작하는 다리 부분의 무릎을 굽히지 마세요. 오른발과 왼발의 위치가 90도를 유지해야 한답니다!

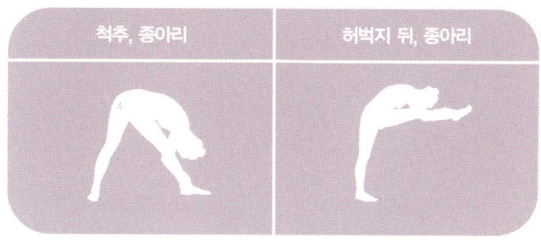

| 척추, 종아리 | 허벅지 뒤, 종아리 |

튼튼한 무릎 만들기

무릎 관절과 다리 근육을 단련시킴과 동시에 균형 감각과 집중력을 길러준다.

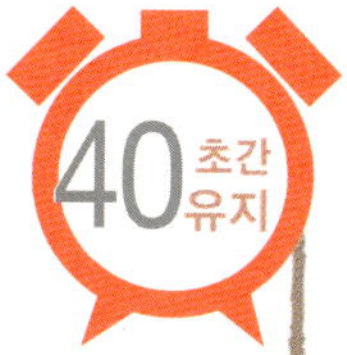

40초간 유지

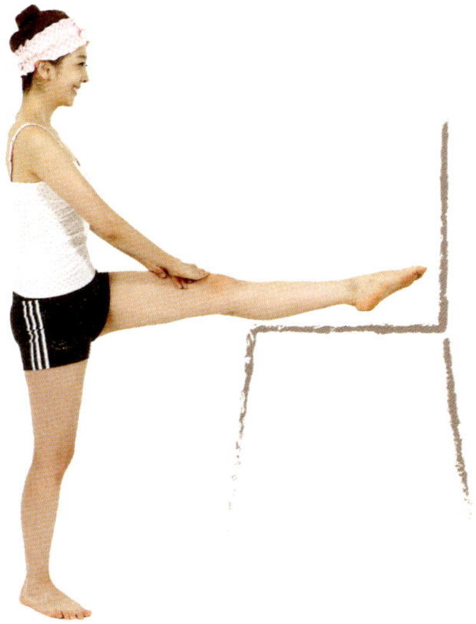

1 양발을 엉덩이너비로 벌리고 왼쪽 다리를 의자 위로 올려놓는다.

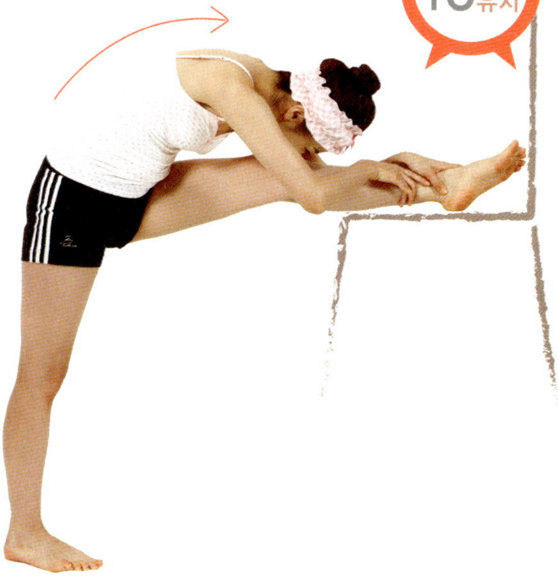

2 숨을 내쉬면서 상체를 앞으로 기울여 왼쪽 다리 위로 길게 뻗는다. 숨을 들이쉬면서 상체를 똑바로 세웠다가 다시 숨을 내쉬며 상체를 깊이 숙인다. 40초간 이 자세를 유지한 뒤 다리를 바꿔 4회 반복한다.

Check Point!
무릎을 펴서 이완되게 해주세요.

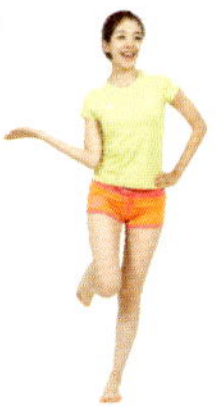

Let's Break~!

털털한 여자는 이제 NO!

레이저 제모, 매끈하고 당당한 여자가 되는 법

완벽한 S라인 몸매를 갖췄어도 털이 수북하면 비호감이다. 집에서 제모하자니 완벽하게 되지 않아 항상 난감하고 번거롭다. 부작용도 줄고 가격대도 많이 내린 레이저를 이용한 영구 제모 시술은 어떨까? 늘 궁금했던 레이저 제모에 관해 알아보자.

Plus Info. 레이저 제모에 대한 속설풀이

Q 털이 더 굵어진다? X
A 레이저 제모 시술뿐만 아니라 어떤 제모든 간에 제모를 했다고 털이 더 굵어지진 않는다. 제모를 하기 전의 털은 자라면서 옷이나 피부와 마찰한 상태이기 때문에 얇아보이고, 제모한 뒤 새로 자라는 털은 털의 단면이 그대로 보여 굵어보일 뿐이다.

Q 피부색이 변한다? △
A 레이저 제모 시술을 할 때 화상(레이저에 의한 화상, 딱지, 물집)을 입으면 색소침착이 일어나 피부 착색으로 이어지기도 한다. 또한 피부가 민감한 사람은 레이저 제모 시술을 받으면 색소침착이 일어날 수 있다. 그러나 시간이 지나면 회복되니 크게 걱정할 필요는 없다.

Q 영구적이지 않다? X
A 레이저 제모 시술은 모낭 수와 크기를 줄이므로 영구적이라고 봐야 한다. 레이저 제모 시술은 털이 안 나게 하는 게 아니라 굵은 털을 솜털로 만들어 눈에 덜 띄게 하고 털의 개수를 80% 이상 없애므로 영구적이라 할 수 있다.

겨드랑이 제모 부위 중 겨드랑이는 유독 연약하므로 시술 전 족집게로 털을 뽑지 않는 게 좋다. 족집게나 면도기 등을 이용해 제모하다 상처가 났다면 상처가 다 아문 뒤 시술받아야 부작용이 없다.

팔 여성들이 겨드랑이 다음으로 레이저 제모 시술을 받는 부위가 팔이다. 팔은 자외선에 많이 노출되는 부위이므로 레이저 제모 시술 계획이 있다면 자외선차단제를 발라 팔이 검게 그을리는 것을 막는다. 팔이 하얄수록 레이저를 쏘였을 때 검은 털이 잘 반응하기 때문. 시술 후에도 자외선차단제를 꼼꼼히 바른다.

종아리 여성의 종아리 털은 굵지 않기 때문에 제모를 안 하는 경우가 많은데, 길이가 짧고 개수가 많아 조금만 가까이 가도 눈에 잘 띈다. 종아리는 피부가 그다지 민감하지 않고 부위가 넓어 한 번에 많은 털을 제거할 수 있다.

비키니 라인 비키니 라인 제모는 은밀한 부위를 노출시키는 것이므로 집에서 제모하려는 사람이 많다. 그러나 꼭 피부과에서 제모 시술을 받아야 하는 부위가 비키니 라인이다. 면도기를 이용하면 연약한 피부에 상처가 나기 쉽고 털이 두껍게 자라면서 따가움이 동반되며, 왁싱이나 제모 크림은 민감한 피부를 더욱 자극시키기 때문이다. 음부와 가까운 곳이어서 레이저 시술을 받는 것이 위험하다 생각할 수 있지만 비키니 라인 제모는 오히려 건강에 이롭다. 음모가 지나치게 많으면 항상 습하고 생리나 배란기 때 분비물이 묻어 불쾌할 수 있는데, 제모하면 곰팡이성 질염과 분비물 냄새를 줄일 수 있기 때문이다.

콧수염 남성 피부가 강해 보이기는 해도 매일 반복되는 면도에 자극을 받아 거칠어진다. 남성들이 가장 많이 하는 제모 시술 중 하나다. 콧수염을 비롯한 턱수염 등 얼굴 부위 제모이다. 최근에는 코밑 솜털을 제모하는 여성도 늘고 있다.

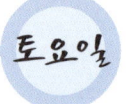 **토요일** 피로를 이기는 아침 스트레칭

팔뚝 살 빼기

팔 뒤쪽의 이완으로 팔뚝 살 제거에 효과적이다.

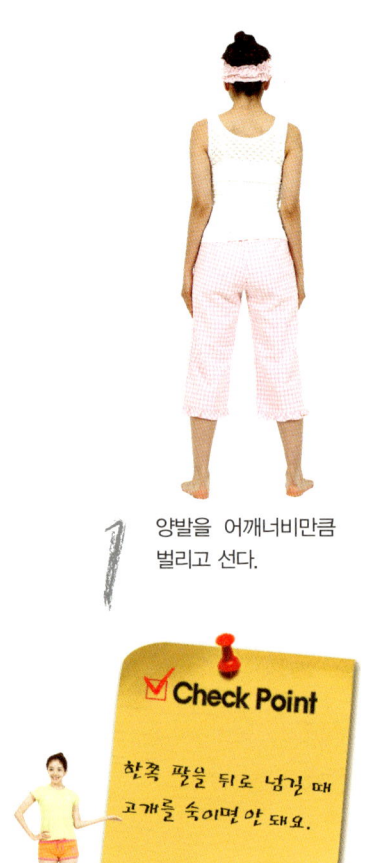

1 양발을 어깨너비만큼 벌리고 선다.

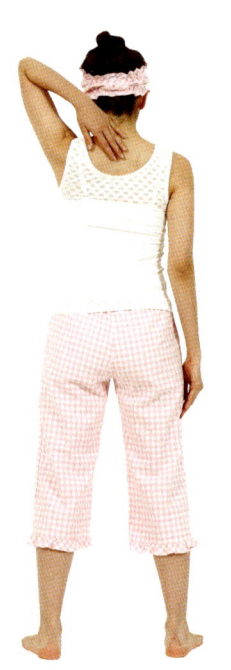

2 한쪽 팔을 어깨 너머로 돌린 다음 손끝은 바닥을, 손바닥은 등 쪽을 향한 채 어깨뼈의 움푹 파인 곳에 놓는다.

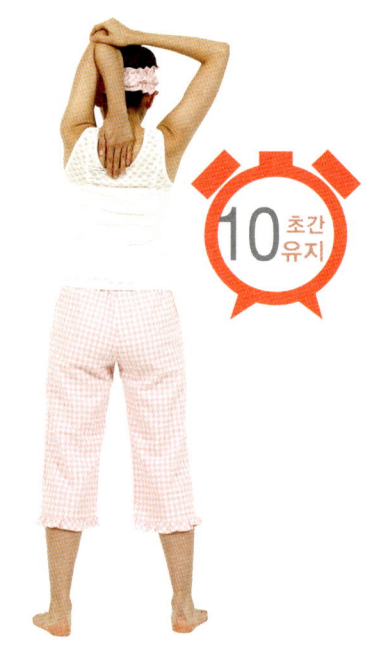

3 다른 손은 다른 팔의 뒤꿈치를 부드럽게 눌러서 손이 등 가운데 쪽으로 오도록 한다. 그 상태로 10초 정도 유지하고 반대쪽 팔도 3회 반복한다.

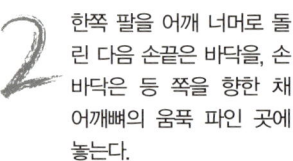

Check Point 한쪽 팔을 뒤로 넘길 때 고개를 숙이면 안 돼요.

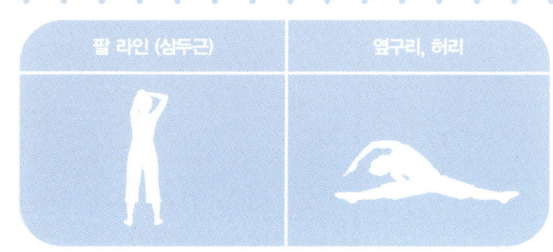

어깨 · 옆구리 살 빼기

옆구리에 긴장을 주어 군살을 빼는 효과가 있다.

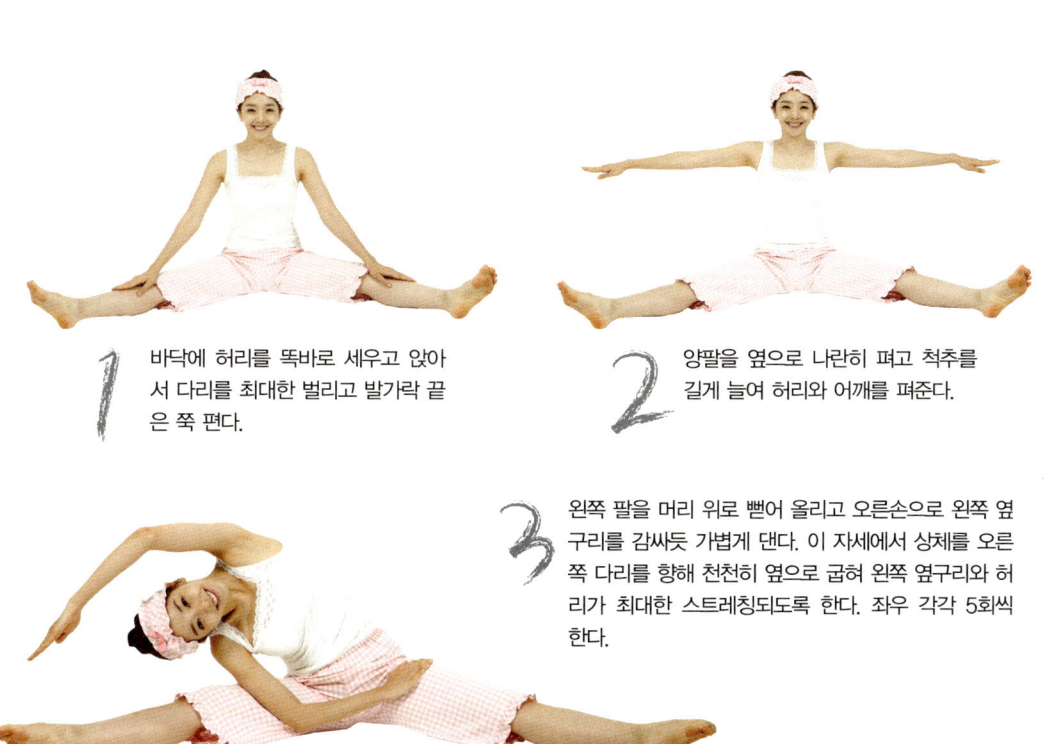

1. 바닥에 허리를 똑바로 세우고 앉아서 다리를 최대한 벌리고 발가락 끝은 쭉 편다.

2. 양팔을 옆으로 나란히 펴고 척추를 길게 늘여 허리와 어깨를 펴준다.

3. 왼쪽 팔을 머리 위로 뻗어 올리고 오른손으로 왼쪽 옆구리를 감싸듯 가볍게 댄다. 이 자세에서 상체를 오른쪽 다리를 향해 천천히 옆으로 굽혀 왼쪽 옆구리와 허리가 최대한 스트레칭되도록 한다. 좌우 각각 5회씩 한다.

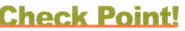 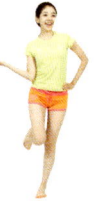

Check Point!
상체를 앞으로 굽히지 않는 것이 포인트!

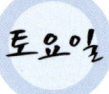

골반 이완시키기

골반과 엉덩이의 군살을 빼주면서 탄력을 높여준다.

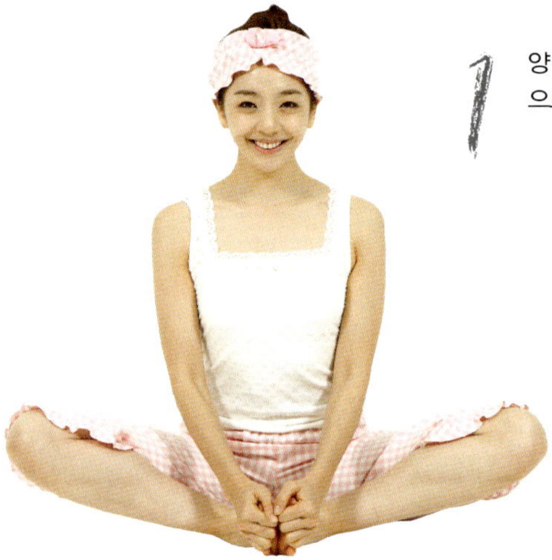

1 양 발바닥을 맞대고 무릎이 바깥쪽으로 향하게 앉는다.

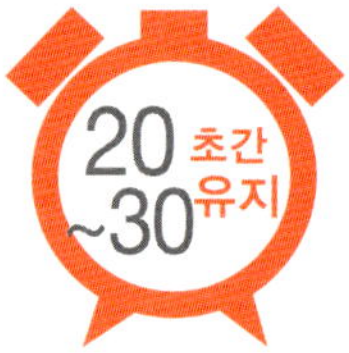

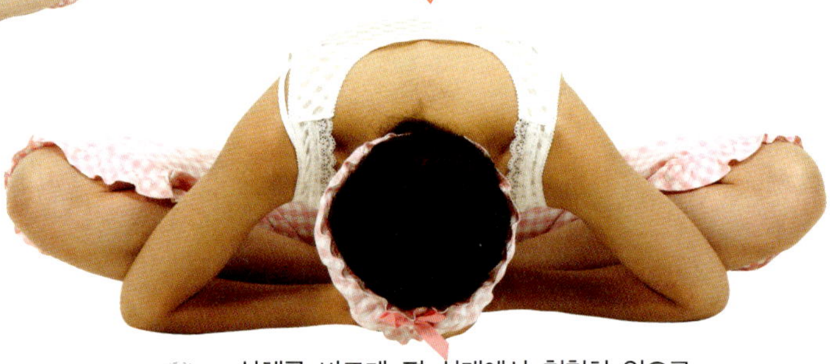

2 상체를 바르게 편 상태에서 천천히 앞으로 숙여준다. 얼굴이 땅에 가까워지도록 한다. 20~30초 유지한다.

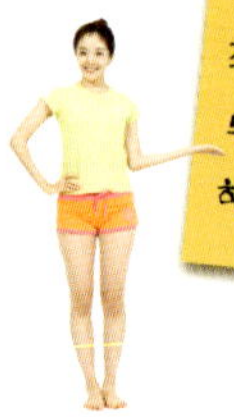

Check Point
양쪽 무릎을 바닥 쪽으로 최대한 눌러주고 등이 너무 굽어지지 않도록 최대한 등을 펴주세요!

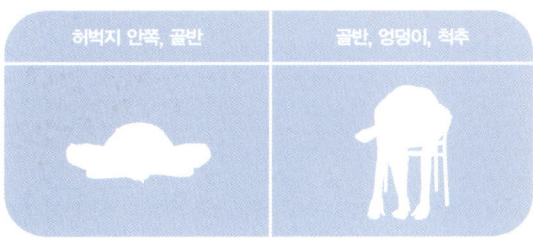

| 허벅지 안쪽, 골반 | 골반, 엉덩이, 척추 |

전신 이완시키기

상하체를 동시에 이완시켜주는 전신운동으로 마무리 스트레칭 동작으로 좋다.

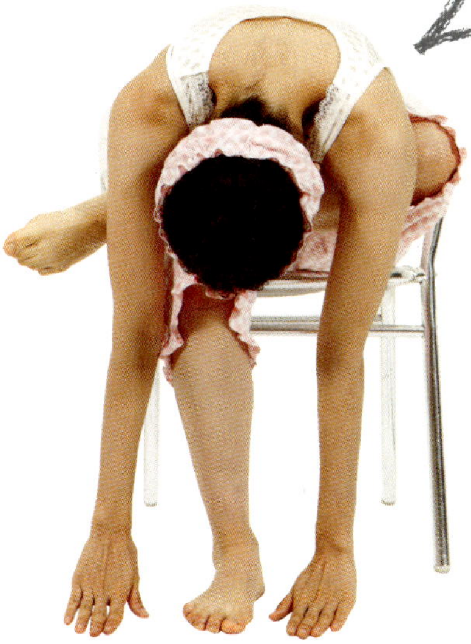

2. 1번 자세에서 척추를 길게 뻗은 상태로 천천히 상체를 내려 양손이 발끝까지 닿게 한다. 3회 반복한다.

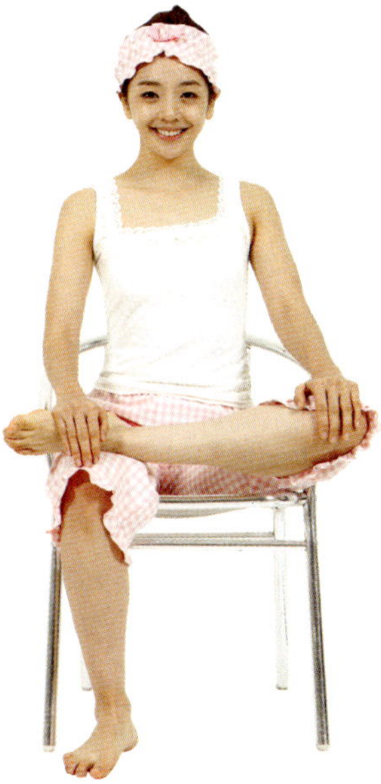

1. 의자나 소파에 허리를 꼿꼿이 세우고 앉아 한쪽 발목을 반대편 무릎 위에 올린다.

Check Point

올린 쪽 다리 부분의 무릎이 떨어지지 않도록 주의하세요!

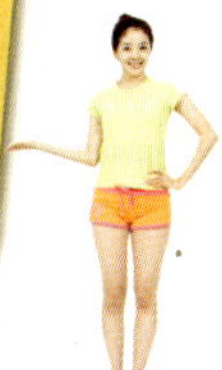

Let's Break~!

안티에이징, 매일매일 팩으로 실천해요

키위솔잎가루팩 vs 발아현미달걀팩

나이보다 어려 보이고 싶은 것은 인류 공통의 소망이다. 항산화 효과가 뛰어난 키위와 발아현미 가루로 안티에이징 천연 팩을 만들어보자.

상큼한 키위 향이 솔솔~ 키위솔잎가루팩

키위는 비타민C 함유량이 사과의 5배 이상인 뛰어난 항산화 식품이다. 여기에 비타민과 미네랄이 풍부하게 들어 있는 솔잎가루를 더해 팩을 하면 '동안' 피부를 완성할 수 있다. 비타민C는 미백 및 활성산소 제거에 효과적일 뿐 아니라, 콜라겐 합성을 촉진해 피부의 탄력을 가꿔준다. 키위를 고를 때는 무농약 혹은 저농약 제품을, 수입산 키위보다는 국내산 참다래를 고르는 것이 좋다. 참다래의 비타민C 함유량은 100g당 37mg으로 키위보다 높고 수입산 키위보다 상대적으로 살균제와 농약을 덜 쓰는 편이라 안전하다. 키위 팩은 일주일에 한 번 정도가 적당한데, 너무 자주 하면 키위의 씨가 피부에 자극을 줄 수 있기 때문이다. 이처럼 자극을 줄 수 있는 재료를 사용할 때는 얼굴에 거즈를 덮은 후 팩을 바르면 피부 자극을 줄일 수 있고, 닦아내기도 편리하다.

탱탱한 피부로 가꿔주는 발아현미달걀팩

조선시대 영조의 장수 비결로 널리 알려진 현미는 오늘날 다이어트, 디톡스 식품으로도 많은 사랑을 받고 있다. 발아현미는 습도, 온도 등을 알맞게 조절한 환경에서 현미의 싹을 틔운 것으로 비타민, 단백질, 복합당, 식이섬유 등 현미의 성분은 그대로 살아 있으면서 체내 흡수율과 이용률은 두 배로 높은 식품. 현미의 씨눈과 껍질은 비타민A·B·C·E 등과 미네랄이 풍부하다. 비타민A는 잔주름 예방, 비타민B는 염증 예방과 피부의 유수분 밸런스 조절, 비타민C는 활성산소 제거와 미백 효과, 비타민E는 영양 공급의 효과가 있다. 달걀 노른자는 건조한 피부를 촉촉하게 하고, 영양을 공급한다. 달걀 노른자에 풍부한 비타민A는 세포의 노화를 억제할 뿐 아니라 이미 노화된 피부를 젊게 하는 재생 효과가 조금 있는 것으로 알려져 있다.

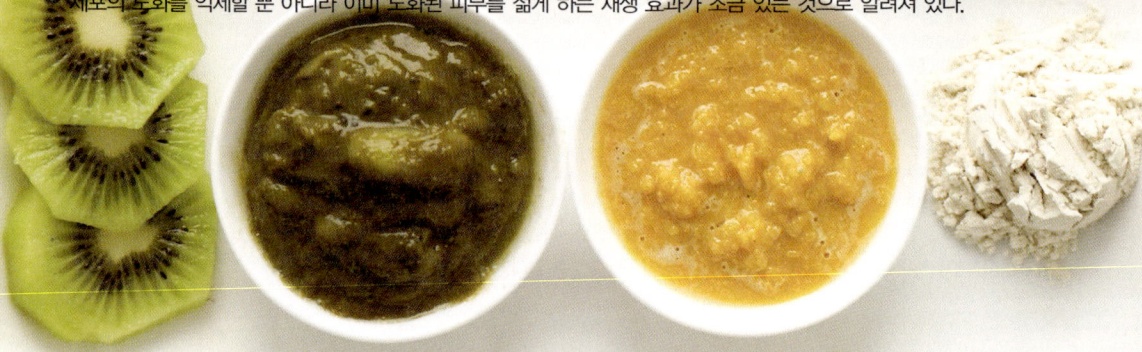

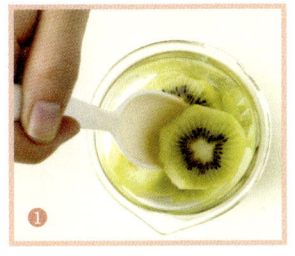 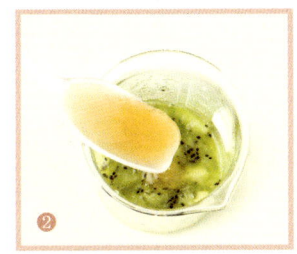 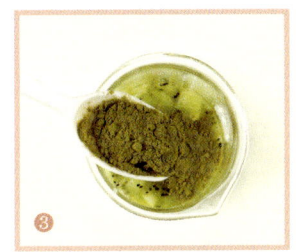

재료 + 만드는 법

유기농 키위 혹은 참다래 1개, 꿀 1큰술, 솔잎가루 2큰술

1 껍질을 벗긴 키위를 곱게 으깬다.
2 으깬 키위에 꿀 1큰술을 넣고 잘 섞는다.
3 솔잎가루를 2큰술 넣고 잘 섞는다. 점도를 보며 솔잎가루의 양을 조절한다.

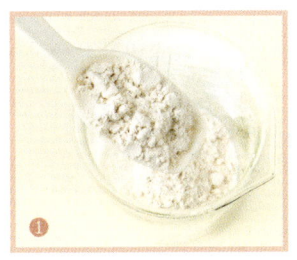 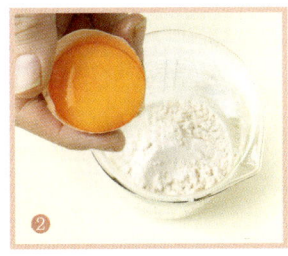 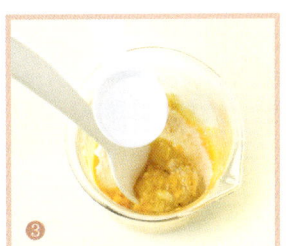

재료 + 만드는 법

발아현미 가루 3큰술, 달걀 노른자 1개, 글리세린 1작은술

1 비커에 발아현미 가루 3큰술을 넣는다.
2 달걀 노른자만 걸러 발아현미 가루와 잘 섞는다.
3 ②의 상태가 뻑뻑한 편이므로 보습 성분이 있는 글리세린을 1작은술 넣어 점도를 조절한다.
* 발아현미 가루는 온라인 쇼핑몰 등에서 쉽게 구입할 수 있다.

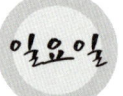 **일요일** 한 주간의 피로 및 숙취 해소를 위한 주말 핫 스트레칭

엉덩이 척추 이완시키기

구부정한 무릎을 곧게 펴주고 곧은 다리를 유지한다. 또한 다리와 엉덩이, 아래쪽 척추를 이완시키는 효과가 있다.

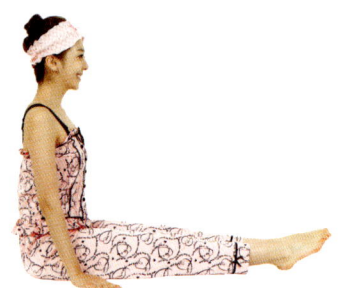

1 양다리를 바르게 펴서 척추를 곧게 세워 앉는다.

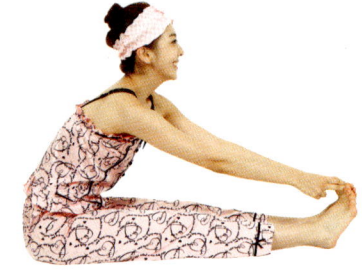

2 양손 검지와 중지로 엄지발가락을 잡는다.

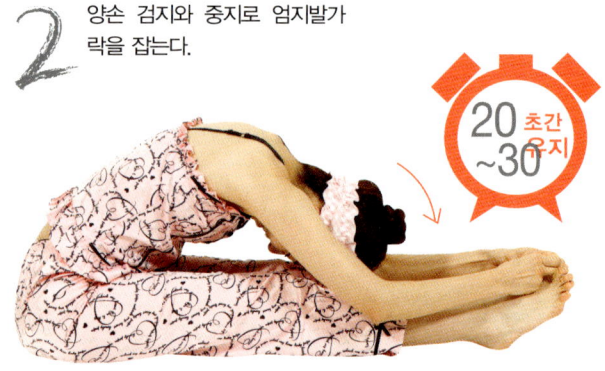

3 허리를 곧게 펴고 천천히 앞으로 숙여준다. 이때 목과 어깨에 지나친 긴장이 되지 않도록 하며 무릎을 곧게 펴준다. 20~30초 유지한다. 3회 반복한다.

Check Point
앞으로 몸을 굽힐 때는 엉덩이 쪽에서부터 움직여 주세요!

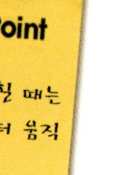

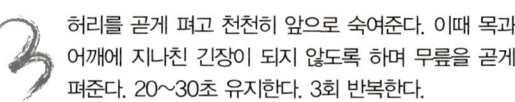 머리나 어깨 부분을 앞으로 구부리지 않는다.

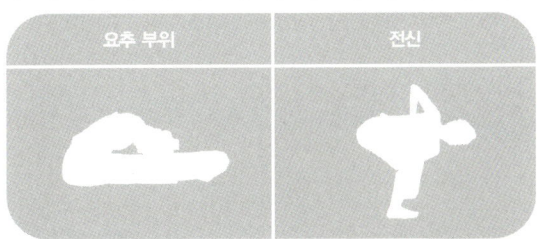

복부 근력 키우기

척추신경계의 순환과 복부 근력을 증진시켜준다.

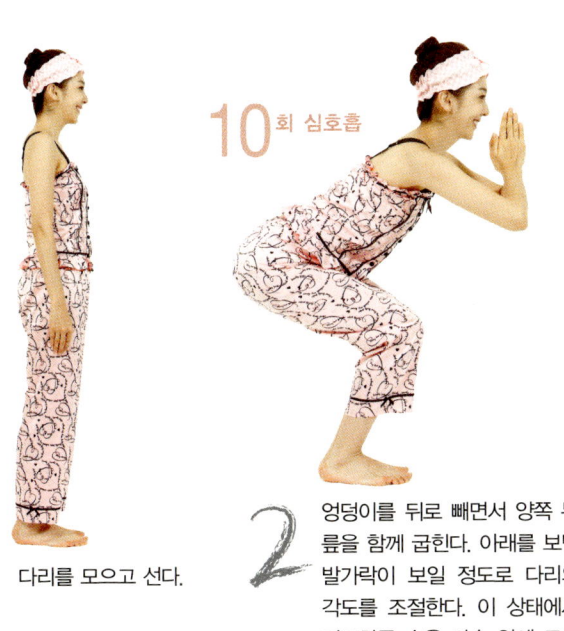

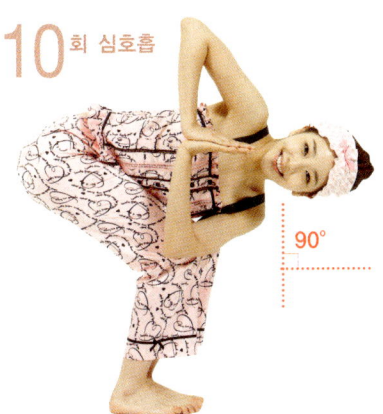

1 다리를 모으고 선다.

2 엉덩이를 뒤로 빼면서 양쪽 무릎을 함께 굽힌다. 아래를 보면 발가락이 보일 정도로 다리의 각도를 조절한다. 이 상태에서 기도하듯 손을 가슴 앞에 모은다. 자세를 유지하며 10회 정도 심호흡을 한다.

3 상체를 틀어 왼쪽 팔꿈치가 오른쪽 허벅지 바깥쪽에 닿게 한다. 가슴을 펴고 다리와 모은 손이 흐트러지지 않게 한다. 10회 정도 심호흡을 한 후, 원래 자세로 돌아온다. 반대편도 이어서 실시한다.

Check Point!

손과 고개가 수직이 되게 하고 시선은 천장을 바라보세요!

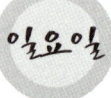

머리 맑게 하기

척추 전체를 자극하여 바르게 펴주는 효과가 있으며, 목부터 허리 사이에서 일어나는 모든 척추 질환의 치료나 예방에 좋다. 또한 뇌신경과 척추신경을 원활하게 만들어 머리가 맑아진다.

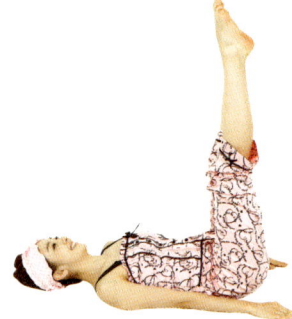

1 긴장을 푼 채 차렷 자세로 바닥에 편안하게 눕고 팔을 어깨너비로 벌리고 손바닥으로 바닥을 누르면서 다리를 들어올린다.

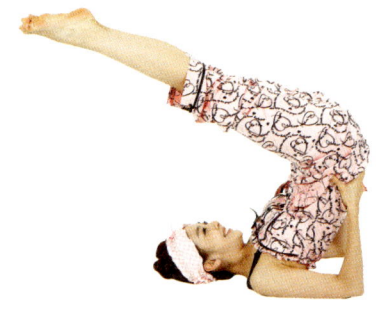

2 몸이 쓰러지지 않게 팔과 손바닥에 힘을 준 상태에서 다리를 머리 쪽으로 당긴다. 만약 하체를 들기 힘들다면 양손으로 허리를 받치고 들어 올려도 된다.

5초간 유지

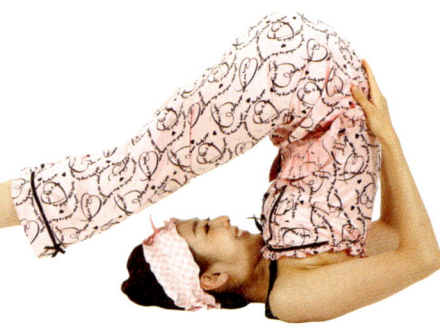

3 상체를 최대한 일으키면서 다리에 힘을 실어 발끝이 머리 위 바닥에 닿도록 한다. 5초 후 처음 자세로 돌아가 3회 반복한다.

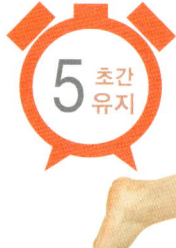

Check Point
여성의 경우 생리중이거나 허리에 요통이 심할 때는 양손으로 허리를 받치고 하세요. 척추가 비틀어지지 않도록 천천히 올리고 내리세요!

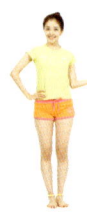

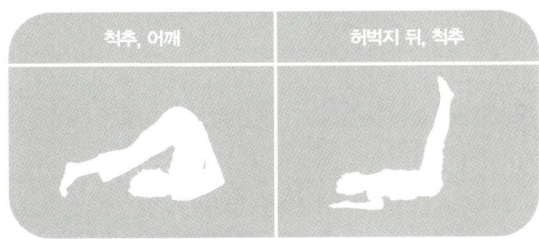

혈액순환 시키기

몸 아래로 뭉친 혈류를 상체로 옮겨 신진대사의 균형과 혈액순환을 돕는다.

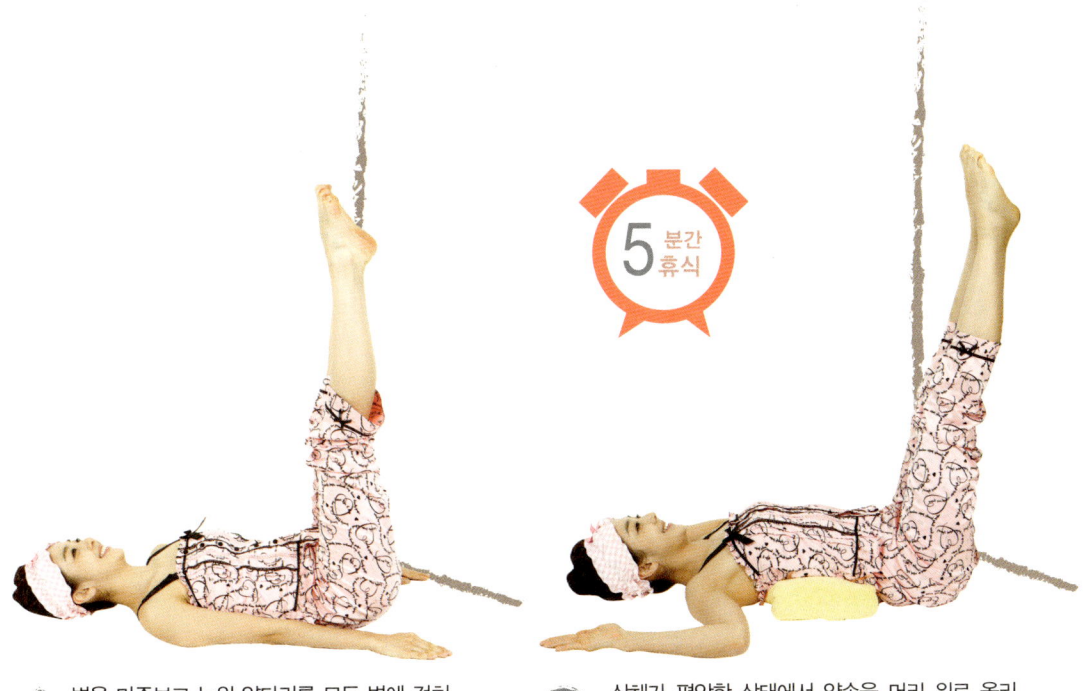

1 벽을 마주보고 누워 양다리를 모두 벽에 걸쳐 90도로 만든다.

2 상체가 편안한 상태에서 양손을 머리 위로 올리고 눈을 감은 채 5분간 휴식한다. 허리 아래 매트나 작은 쿠션을 넣어 허리가 아프지 않게 한다.

Check Point!
엉덩이 부분에 최대한 힘을 빼고 해보세요!

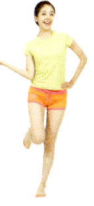

Let's Break~!

찰랑찰랑 아름다운 머릿결~

잇 헤어 스타일

당신의 첫인상을 결정하는 헤어 스타일. 두피와 모발에 독이 되는 빗질과 약이 되는 빗질 방법, 올바른 샴푸 방법, 가는 머리카락을 위한 헤어 스타일, 풍성한 모발 연출을 위한 셀프 볼륨 업, 헤어 케어 방법을 알아보자.

두피와 모발에 '독이 되는 빗질'

- ♥ 정수리 부분에서 아래로 두피를 긁어내리는 빗질은 가장 일반적인 방법이지만, 정수리에서 빗질을 시작하면 피지선을 과다하게 자극해 두피 상태가 나빠질 수 있다. 따라서 빗질을 할 때는 고개를 숙이고 브러시를 15도 각도로 잡은 후 목덜미 부분에서 정수리 쪽을 알파벳 C자형을 그리듯이 빗질하는 것이 효과적이다. 경락과 경혈을 자극해 두피가 건강해지고 신진대사도 원활해진다.
- ♥ 머리카락이 젖었을 때 빗질을 하면 모발과 두피에 손상을 줄 수 있다. 젖은 머리는 수건으로 물기를 충분히 제거한 뒤 자연 건조나 헤어드라이어를 이용해서 두피와 모발을 충분히 말린 후에 빗질을 한다.
- ♥ 무스나 젤을 바른 상태에서 빗질을 하면 모발이 끊어지거나 빠지기 쉬우니, 빗질이 끝난 상태에서 무스나 젤로 헤어 스타일링을 하는 것이 좋다.

올바른 샴푸 방법

- ♥ 샴푸란 두피에 쌓인 피지와 모발의 먼지를 제거해주기 위해 사용하는 것이다. 두피는 피부와 마찬가지로 잠을 자는 동안 세포가 재생되므로 머리를 감고 두피까지 충분히 말린 뒤에 잠자리에 드는 것이 좋다. 머리가 젖은 채로 잠을 자면 두피 건강에 좋지 않다.
- ♥ 샴푸를 하기 전에 우선 브러시를 이용해서 머리를 빗어준다. 그래야 엉킨 머리카락을 풀고 먼지 등의 더러움도 일차적으로 제거할 수 있다.
- ♥ 브러싱이 끝나면 미지근한 물로 두피와 모발을 충분히 적신다.
- ♥ 샴푸를 적당량 덜어 양손으로 비벼 거품을 낸 후 두피 쪽에 바르고 손끝으로 마사지하듯이 문질러 씻어야 각질이 잘 떨어져 나간다. 두피 전체를 마사지한 후 양손으로 모발을 주물러 씻는다.
- ♥ 샴푸로 씻고 비눗기가 남지 않도록 미지근한 물로 충분히 헹군 후 물기를 대충 털어낸다.
- ♥ 헤어 컨디셔너를 이용해서 린스를 한다. 컨디셔너를 손바닥에 적당량 덜어 두피에 닿지 않도록 하면서 모발에 꼼꼼히 바른 뒤 3~5분 후 찬물로 헹군다. 미끈거리는 느낌이 남지 않을 때까지 헹궈야 두피 트러블을 예방할 수 있다.

가는 머리카락을 위한 헤어 스타일

♥ 모발이 가는 사람들은 특히 두피 관리에 신경을 써야 한다. 늘 두피를 청결히 하여 모근이 막히지 않게 해야 더 이상 가늘어지지 않는다.

♥ 모발이 가는 사람은 풍성함을 살리는 헤어 스타일을 연출하기 위해서 생머리보다는 웨이브가 들어간 헤어스타일을 하는 게 볼륨감 있어 보인다. 또 커트를 할 때 층을 적게 내는 것도 볼륨감을 살리는 아이디어이다.

♥ 모발의 풍성함을 살리려면 두 가지 톤으로 컬러링을 하는 것이 좋다. 한쪽 섹션은 다크하게, 다른 쪽 섹션은 라이트하게 염색하면 모발이 훨씬 풍성해 보인다.

풍성한 모발 연출을 위한 셀프 볼륨 업 헤어 케어

♥ 볼륨감을 살리는 드라이 방법은 머리를 감은 후 일단 수건으로 물기를 제거한 후 머리를 감을 때처럼 머리를 숙여 모발 전체를 뒤집는다. 드라이어로 모근 부분부터 충분히 말린 후 컬을 만들면 볼륨감이 두 배 이상 살아난다. 뜨거운 바람으로 컬을 만들고 찬바람으로 고정하면 오랫동안 컬을 유지할 수 있다.

♥ 스타일링제, 세팅(일명 찍찍이 세트), 헤어롤 등으로 볼륨 업시키는 방법도 있다. 스프레이나 무스로 볼륨감을 주고 싶을 때는 모근 쪽에 바르는 것이 좋다. 반대로 무게가 느껴지는 젤이나 왁스, 크림 타입의 스타일링 제품은 모발 끝 쪽에 소량 발라주어야 볼륨 업 효과를 살릴 수 있다. 젤이나 왁스, 크림은 손바닥에 소량 덜어 양손으로 비벼 문지른 뒤 머리를 아래에서 위로 쥐어 올리듯이 발라야 컬이 풀리는 것을 방지할 수 있다. 어떤 제품이든 두피에 닿지 않도록 신경 쓴다. 숱이 없는 여성들은 비가 오는 날이나 여름철처럼 습기가 많은 시기에는 머리 손질이 까다로워 짜증스럽고 우울하다. 이럴 때는 모발에 스타일링제를 바르고 헤어롤로 만 뒤, 드라이어를 이용해서 뜨거운 바람과 찬바람을 번갈아 가며 쏘인다. 모발에 열기가 완전히 가신 후 헤어롤을 풀면 되는데 이렇게 하면 볼륨감을 주기도 쉽고 오래 지속된다.

출처: 『정현정의 Beauty Code』, 철학과현실사 刊

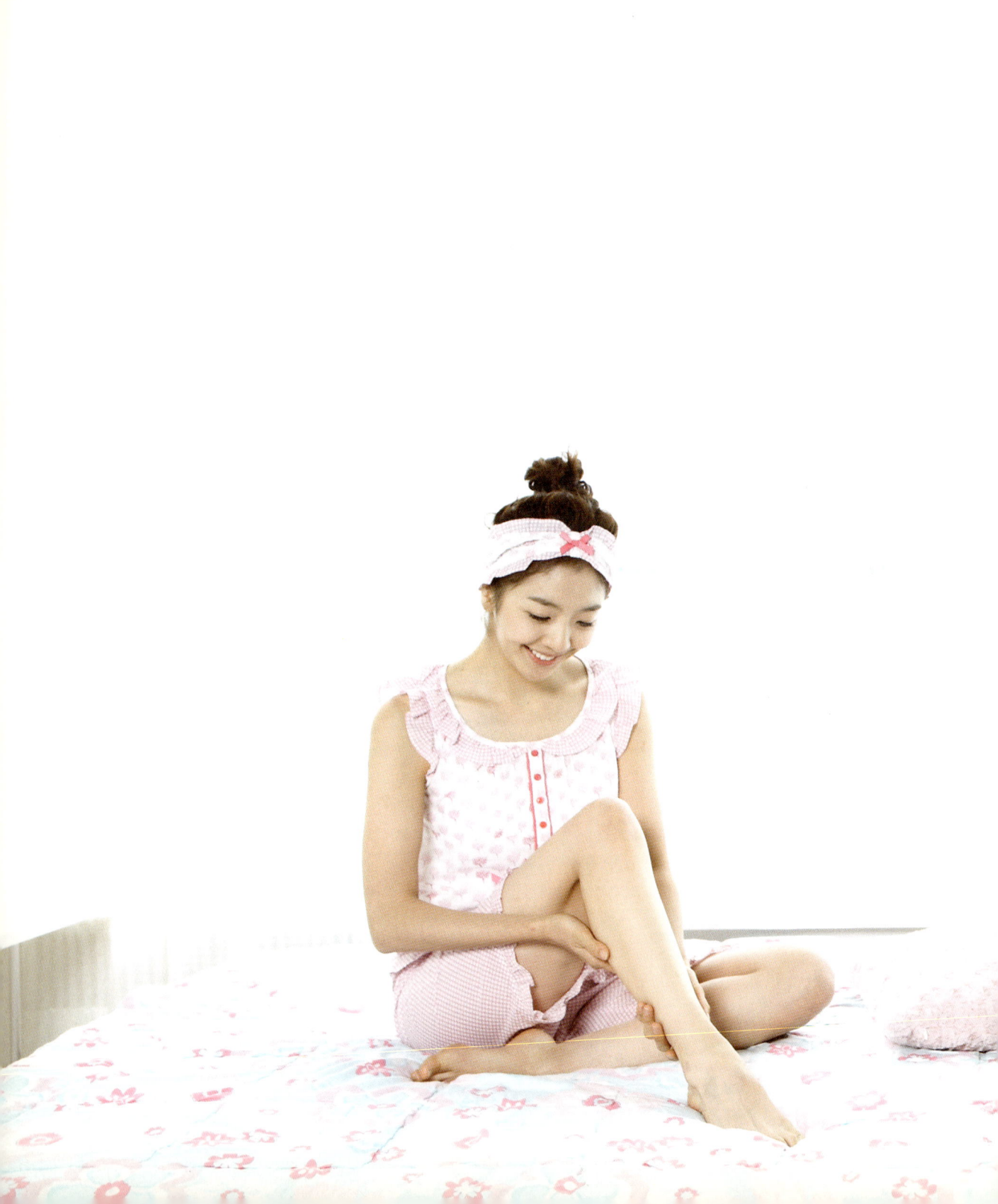

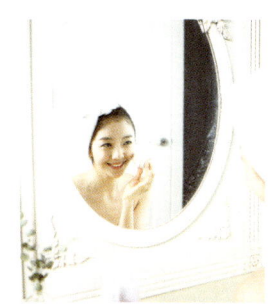
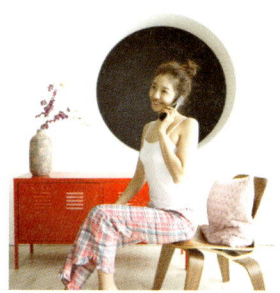
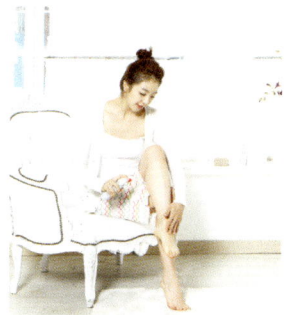

03 건강한 몸을 만드는 **콘셉트 스트레칭**

콘셉트 스트레칭 프로그램은 눈을 뜨자마자 침대에서 할 수 있는 동작들과 거실이나 주방, 화장실에서 할 수 있는 스트레칭 동작으로서 내 몸을 깨우는 스트레칭 프로그램이다. 즉, 밤새 굳은 관절과 근육을 깨우는 기본 동작들이다. 자신이 원하는 곳에서 간편하게 할 수 있는 동작들이므로 점차 생활화해보자.

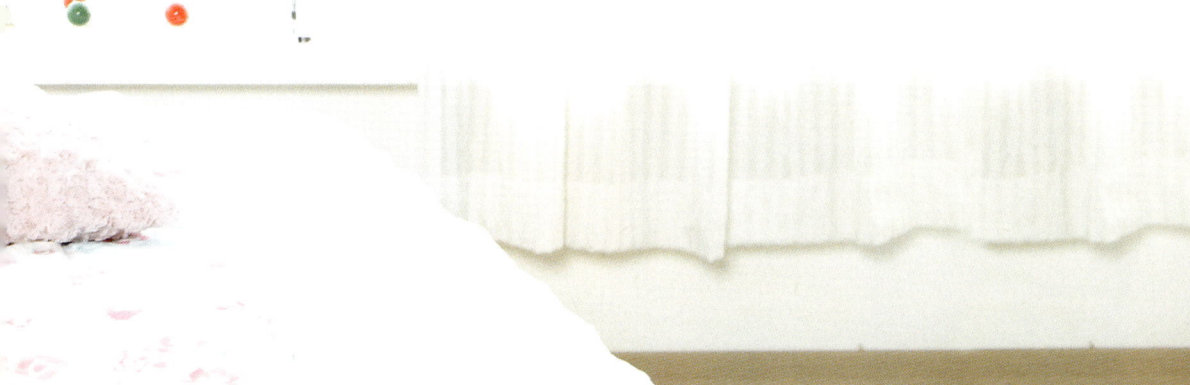

활력을 주는 얼굴 스트레칭

얼굴 부기 빼기

부종은 혈액순환과 깊은 관계가 있다. 혈액순환을 원활하게 해줌으로써 신진대사가 활발해진다.

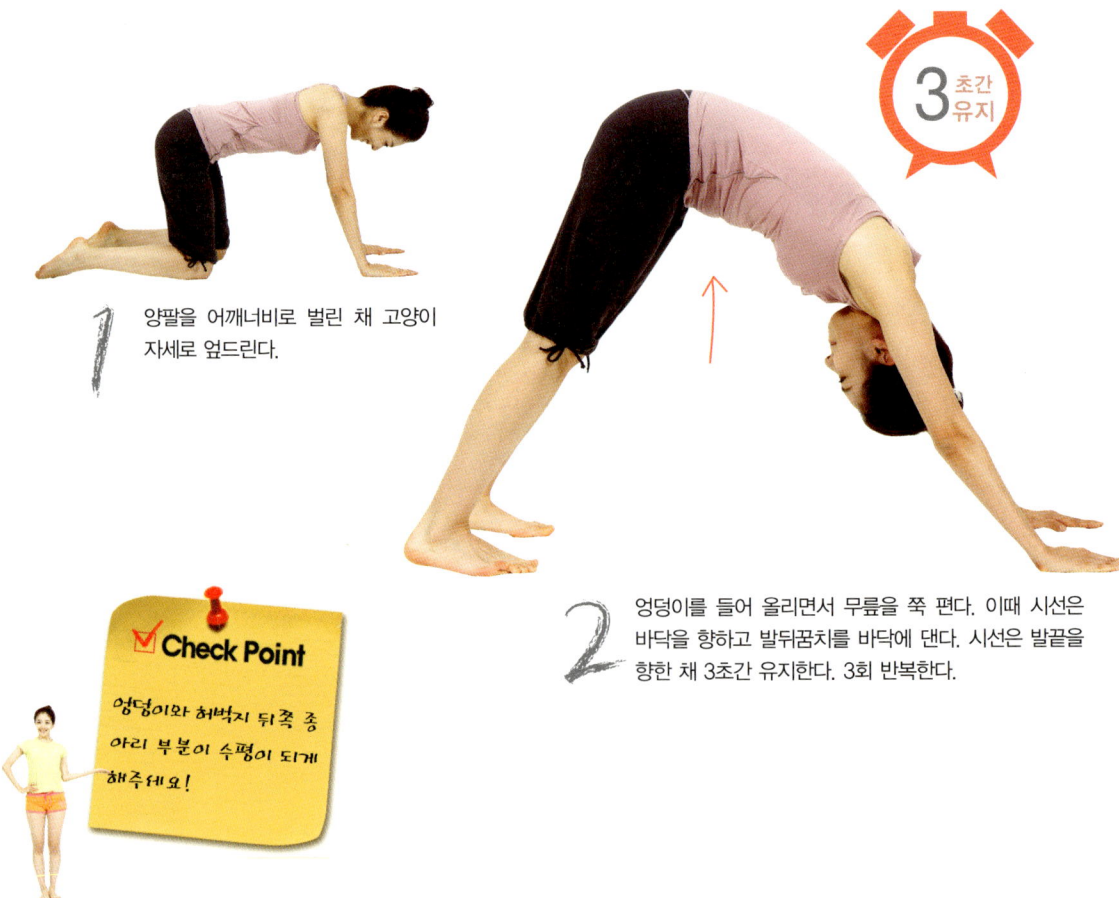

1. 양팔을 어깨너비로 벌린 채 고양이 자세로 엎드린다.

2. 엉덩이를 들어 올리면서 무릎을 쭉 편다. 이때 시선은 바닥을 향하고 발뒤꿈치를 바닥에 댄다. 시선은 발끝을 향한 채 3초간 유지한다. 3회 반복한다.

Check Point
엉덩이와 허벅지 뒤쪽 종아리 부분이 수평이 되게 해주세요!

눈두덩과 눈 밑 부기 빼기

원활하지 못한 신진대사로 인한 노폐물, 지방을 정리해주는 동작으로 눈두덩 및 눈밑 부기를 뺀다.

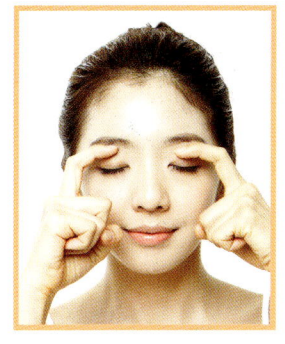

1 얼굴에 힘을 뺀 상태에서 편안히 눈을 감고, 눈썹 밑 안구를 감싸고 있는 뼈에 양쪽 검지를 'ㄱ'자 모양으로 대고 호흡을 편안히 해준다.

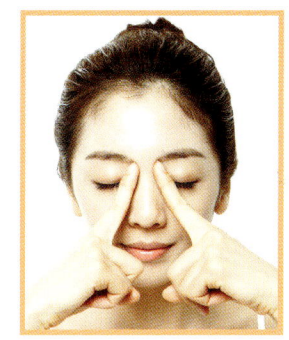

2 양쪽 검지와 중지를 모아 눈 앞머리에 갖다 댄다.

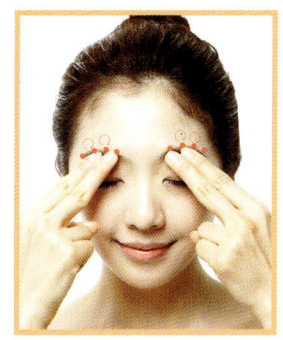

3 숨을 들이마시면서 눈썹뼈를 따라 눈꼬리뼈까지 꼭꼭 누른다. 다시 눈꼬리뼈에서 눈썹뼈를 따라 누른다. 다시 양쪽 검지를 좌우로 흔들듯이 2~3회 문지른다.

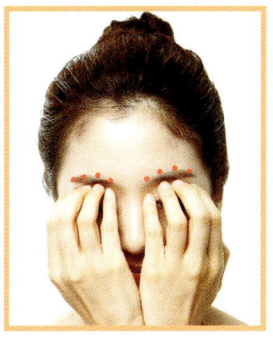

4 눈을 감은 상태에서 양쪽 손가락으로 눈두덩이를 지그시 눌러 눈가 근육을 이완시킨다.

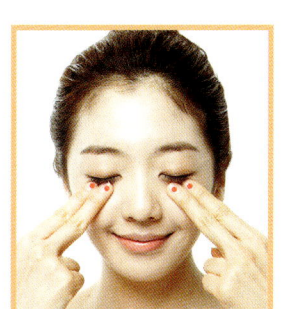

5 눈밑뼈를 검지와 중지로 살짝 누른다.

활력을 주는 얼굴 스트레칭

화장 잘 받는 얼굴 만들기

림프를 강하게 자극함으로써 노폐물 배출을 돕는다.

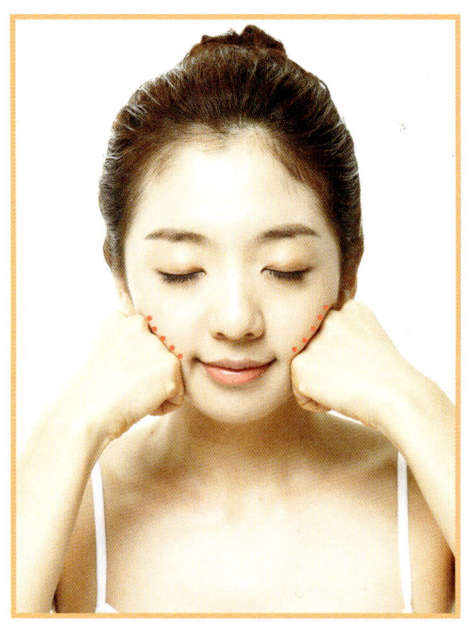

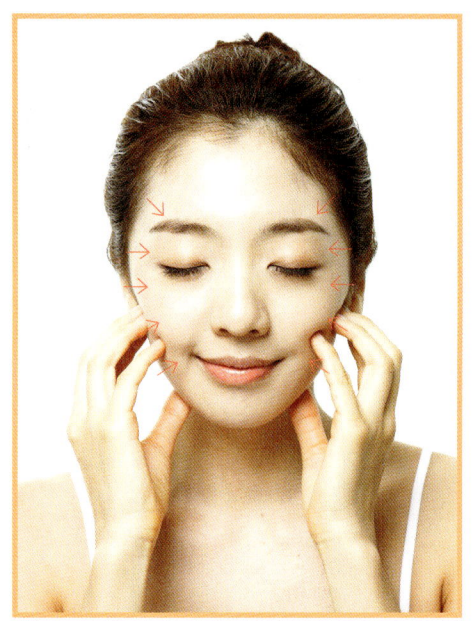

1 얼굴에 힘을 뺀 상태에서 편안히 눈을 감고 양 엄지를 턱관절에 갖다 댄다. 숨을 들이마실 때 누르면서 턱관절부터 광대뼈를 따라 꼭꼭 눌러주며 이 동작을 3회 반복한다.

2 이후 양 손가락 끝을 이용해 이마에서부터 시작해 양볼, 턱까지 가볍게 톡톡 두드린다. 10회 이상 반복한다.

탄력 있는 볼 만들기

80여 개의 얼굴 근육을 꾸준히 자극해주어 탄력 있는 볼을 유지한다.

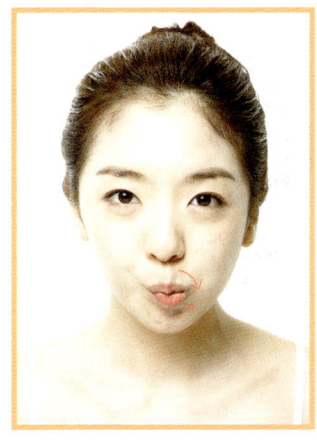

1 얼굴에 힘을 뺀 상태에서 숨을 들이마시면서 입안의 왼쪽에 공기를 넣고 5초간 유지한다.

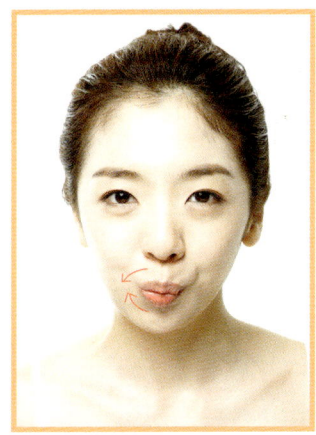

2 얼굴에 힘을 뺀 상태에서 숨을 들이마시면서 입 안의 오른쪽에 공기를 넣고 5초간 유지한다.

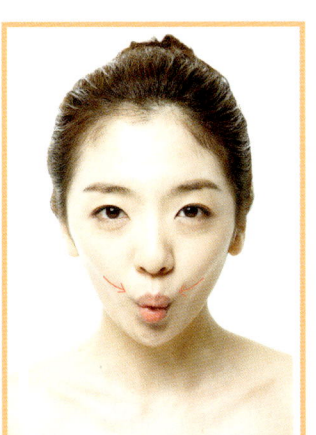

3 양볼의 바람을 빼면서 입안의 공기를 최대한 빼고 안쪽으로 오므린 후 3초간 유지한다.

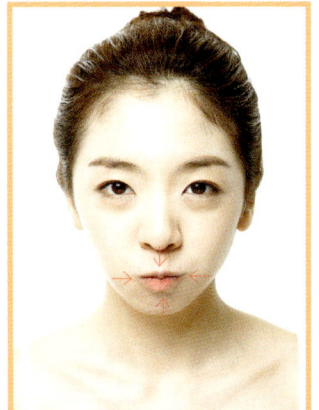

4 다시 입안 가득 공기를 넣고 풍선처럼 부풀린다. 4초간 버티다가 제자리로 돌아온다. 3회 반복한다.

활력을 주는 얼굴 스트레칭

또렷한 얼굴선 만들기

턱뼈의 배열을 정돈하고, 목선을 정돈해주면 얼굴선이 또렷해진다.

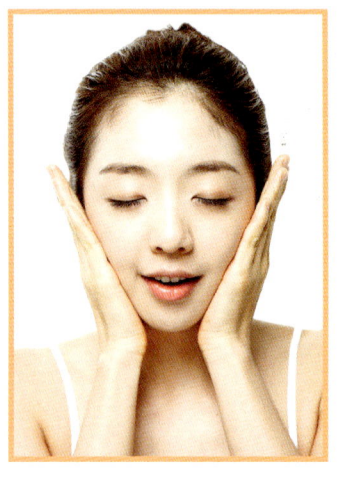 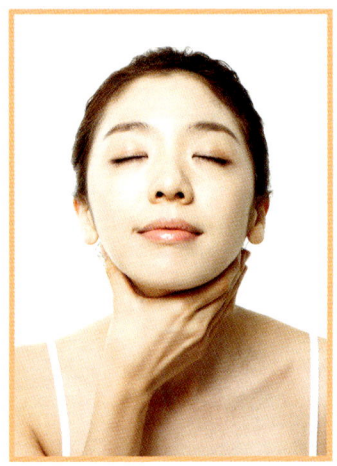 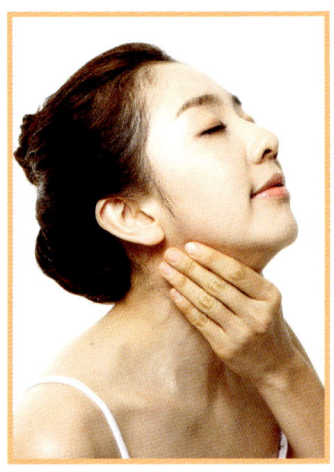

1 얼굴에 힘을 뺀 상태에서 눈을 편안히 감고, 양쪽 손바닥을 아래턱에 갖다 댄다. 입 모양을 '아'로 만들고 숨을 들이마시며 아래턱을 지그시 누른다. 이 상태를 3초간 유지한 후 숨을 내쉬면서 손바닥에 힘을 빼고 입을 다문다.

2 오른쪽 엄지와 중지로 양쪽 턱뼈를 잡고, 숨을 들이마시면서 고개를 뒤로 젖혀 목선과 턱이 직각이 되도록 한다.

3 숨을 내쉬면서 왼쪽 손바닥으로 목선을 따라 천천히 쓸어내린다. 같은 방법으로 왼손으로 턱뼈를 잡고 오른손으로 목선을 쓸어내린다. 연속으로 3회 반복한다.

입체적인 얼굴 만들기

적당히 솟아오른 광대뼈와 도톰한 이마선, 그리고 직선으로 뻗어 내려오는 코 라인은 입체적인 얼굴을 더욱 돋보이게 할 뿐 아니라 얼굴도 작아 보이게 한다.

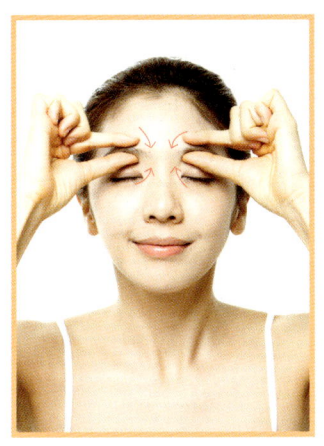

1. 얼굴에 힘을 뺀 상태에서 편안히 눈을 감고, 숨을 들이마시면서 엄지와 검지로 눈썹머리를 꼬집듯이 집는다.

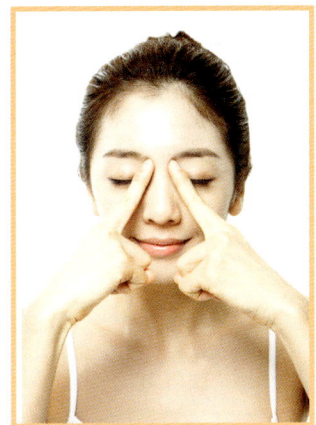

2. 검지와 중지를 모아 눈 앞머리에 댄다.

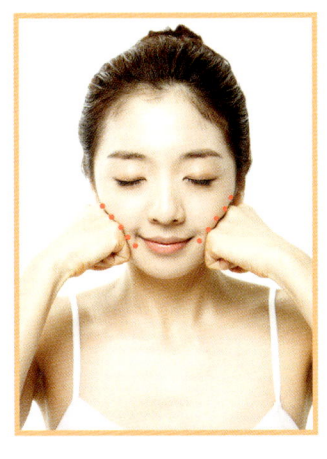

3. 엄지손가락으로 광대뼈 부분을 지압하듯이 천천히 아래에서 위로 눌러준다.

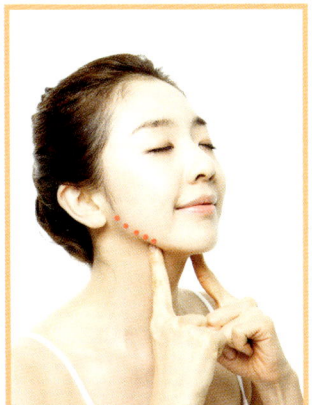

4. 양쪽 검지와 중지를 모아 턱관절부터 턱 끝까지 누르면서 내려온다. 이 동작을 3회 반복해준다.

활력을 주는 얼굴 스트레칭

다크서클 없애기

다크서클은 피로와 수면부족, 스트레스가 원인으로 충분한 휴식과 영양 공급으로 없앨 수 있다. 눈 밑 지방을 풀어주고 림프 순환이 원활하도록 림프선을 자극해주는 동작은 다크서클을 완화시킨다.

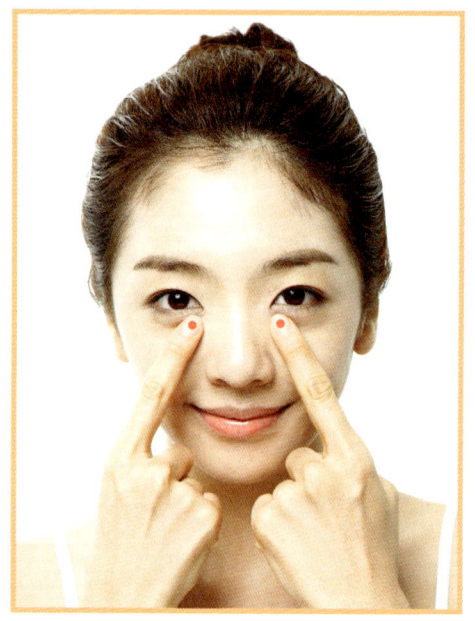

1 얼굴에 힘을 뺀 상태에서 양쪽 검지로 눈앞머리에 있는 오목한 부분을 5초간 누른다.

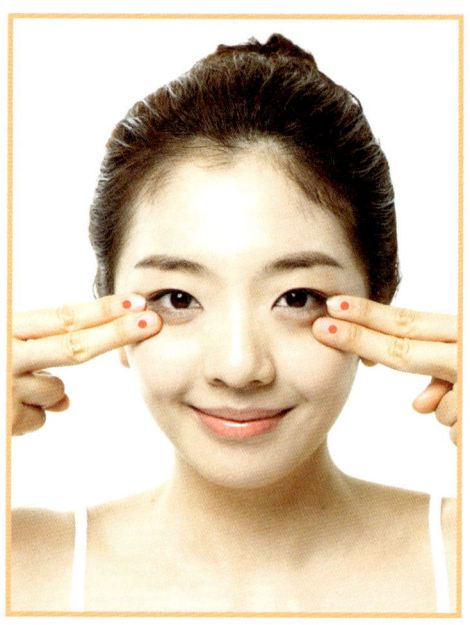

2 양 검지와 중지를 모아 양쪽 눈밑뼈를 앞쪽에서 뒤쪽으로 연결해서 눌러주고 숨을 내쉬면서 손가락에 힘을 뺀다. 눈을 감고 숨을 들이마시고 내쉬면서 4회 반복한다.

광대뼈 완만하게 하기

튀어나온 광대뼈를 완만하게 함으로써 부드러운 인상을 만든다.

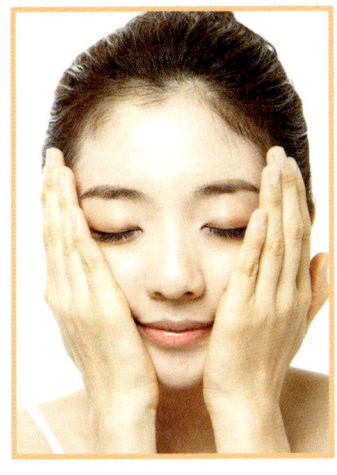

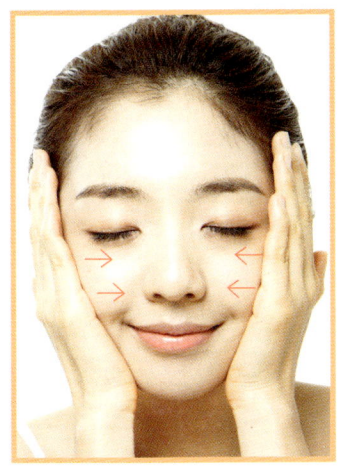

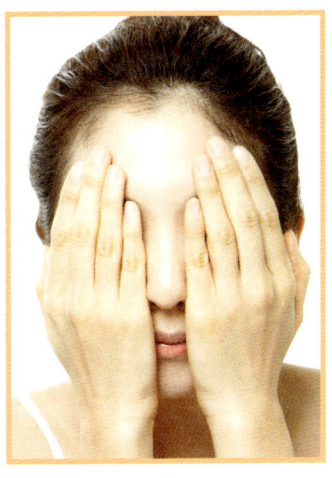

1 얼굴에 힘을 뺀 상태에서 양쪽 손바닥 부분을 광대뼈의 가장 솟아오른 부위에 갖다 댄다.

2 숨을 들이마시면서 지그시 광대뼈를 바깥쪽에서 눌러준다.

3 이번에는 광대뼈를 안쪽으로 눌러주면서 숨을 내쉰다. 3회 반복한다.

> 활력을 주는 얼굴 스트레칭

이중턱 없애기

턱관절을 자극하는 동작을 통해 턱 주위 순환을 유도한다.

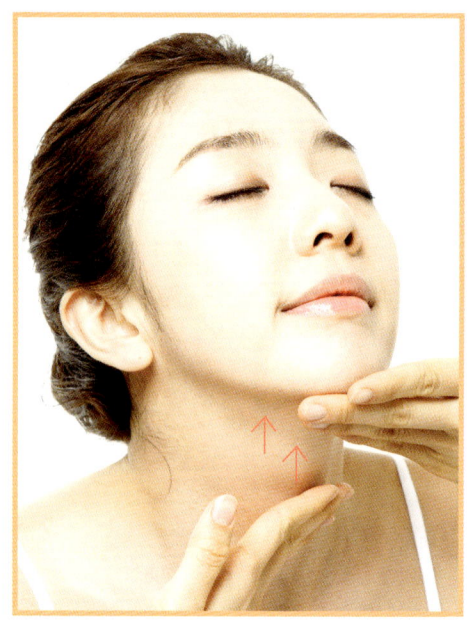

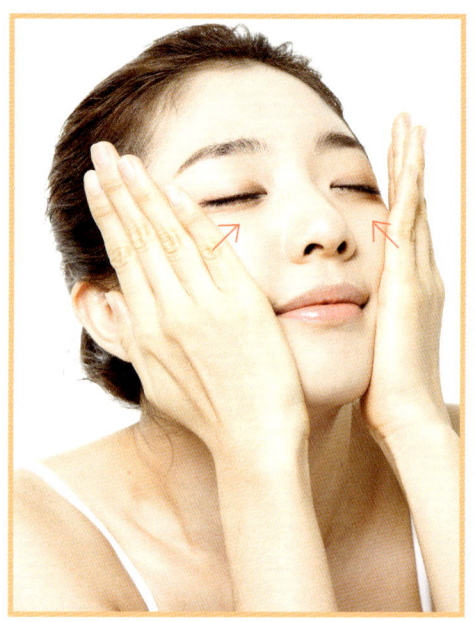

1 얼굴에 힘을 뺀 상태에서 고개를 뒤로 젖혀 목 아래에서부터 턱 끝까지 쓸어 올리는 동작을 10회 이상 반복한다.

2 이때 살을 볼에 밀어 넣는다는 생각으로 끌어 올리고 마지막에 양손을 볼 위에 얹어놓고 10초간 유지한다. 3회 반복한다.

콧대 바로 세우기

콧대를 잘 잡아주는 동작만으로도 콧대가 똑바로 서고 바른 인상을 줄 수 있다.

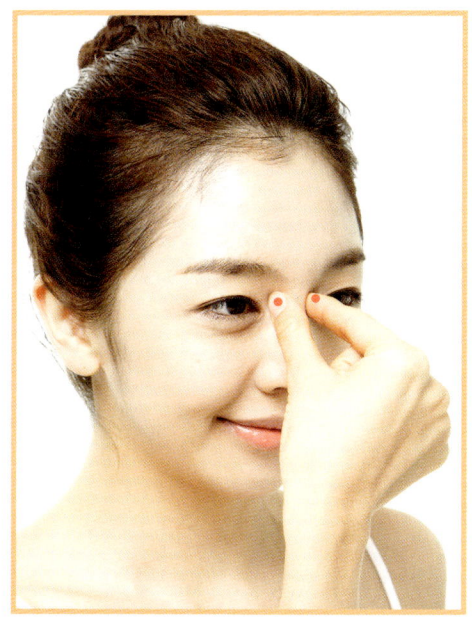

1 얼굴에 힘을 뺀 상태에서 오른쪽 엄지와 검지로 콧대를 잡는다.

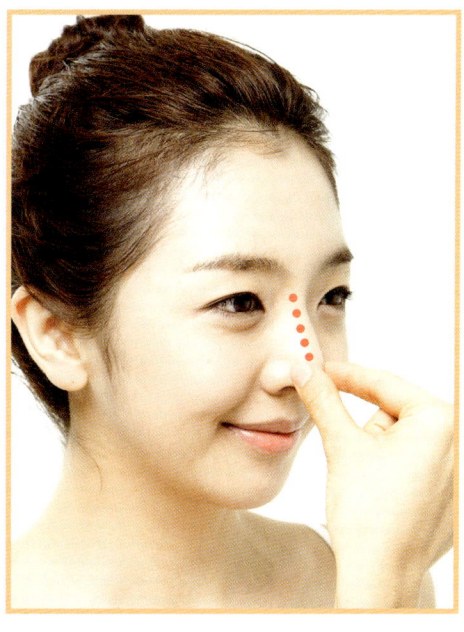

2 콧대 위에서부터 아래쪽 콧방울까지 지그시 누르면서 내려온다. 위 동작을 연속으로 5회 반복한다.

활력을 주는 얼굴 스트레칭

처진 눈꼬리 올리기

잘 사용하지 않는 눈 근육에 탄력을 주면 눈망울이 초롱초롱해지고 눈꼬리가 올라간다.

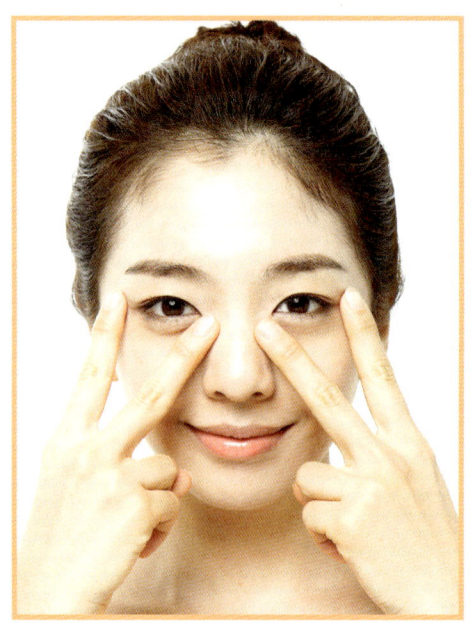

1 얼굴에 힘을 뺀 상태에서 양쪽 검지와 중지를 눈머리와 눈꼬리에 갖다 댄다.

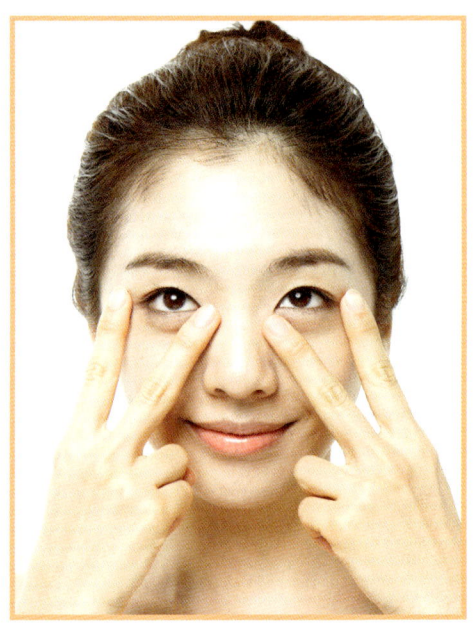

2 눈을 위로 치켜뜨고 3초간 유지한 후 아래쪽으로 내리뜨고 3초간 유지한다. 위 동작을 5회 반복한다.

예쁜 입매 만들기

자연스럽게 올라간 입매는 인상을 밝게 만들어 호감 가는 얼굴로 만들어준다. 경직되어 있는 입가 근육을 끌어올려 밝고 예쁜 얼굴로 만들어보자.

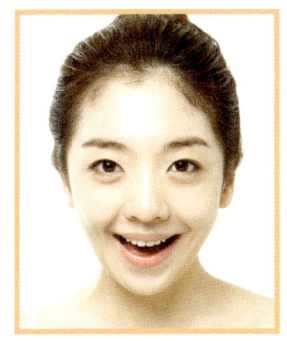

1 얼굴에 힘을 뺀 상태에서 '아'를 발음하면서 입을 크게 벌린다. 3초간 유지한다.

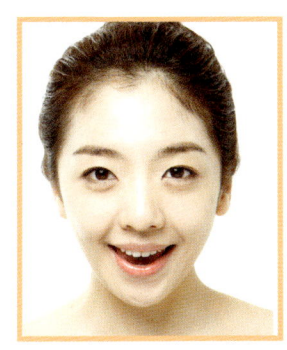

2 얼굴에 힘을 뺀 상태에서 '에'를 발음하면서 입을 크게 벌린다. 3초간 유지한다.

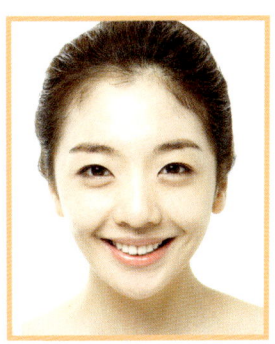

3 얼굴에 힘을 뺀 상태에서 '이'를 발음하면서 입을 크게 벌린다. 3초간 유지한다.

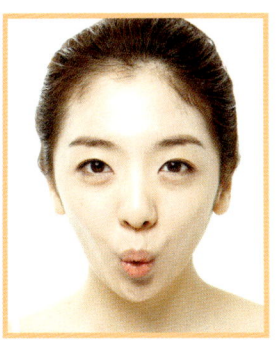

4 얼굴에 힘을 뺀 상태에서 '오'를 발음하면서 입을 크게 벌린다. 3초간 유지한다.

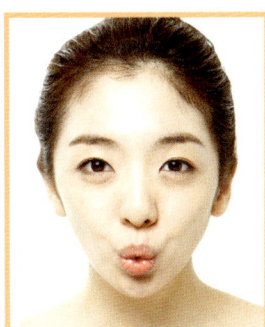

5 얼굴에 힘을 뺀 상태에서 '우'를 발음하면서 입을 크게 벌린다. 3초간 유지한다. 위 동작을 연속으로 3회 반복한다.

활력을 주는 얼굴 스트레칭

기미 주근깨 없애기

눈 밑에 흐르는 모세혈관을 자극해 혈액순환을 촉진시킨다.

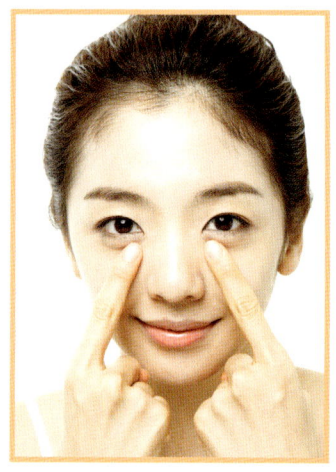
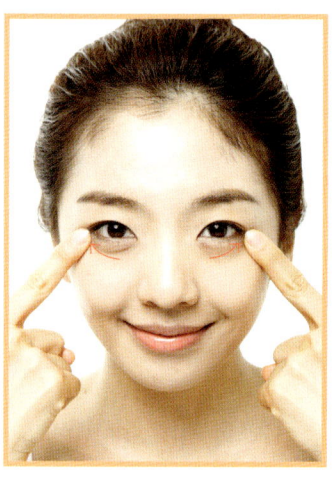
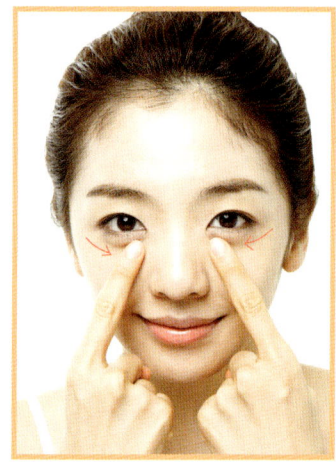

1 얼굴에 힘을 뺀 상태에서 양쪽 눈밑뼈 앞머리에 양 검지를 갖다 댄다.

2 숨을 들이마시면서 눈밑뼈를 따라 바깥쪽으로 2~3초 지그시 누르며 관자놀이 앞부분까지 눌러준다.

3 다시 숨을 내쉬면서 바깥쪽에서부터 안쪽으로 천천히 눌러주며 돌아온다. 위 동작을 3회 반복한다.

촉촉한 피부 만들기

피지선을 자극해, 림프의 흐름을 촉진시켜 수분을 유지해준다.

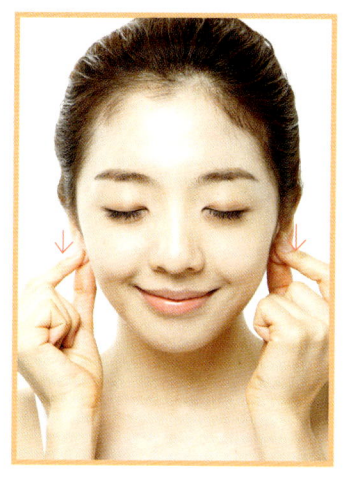 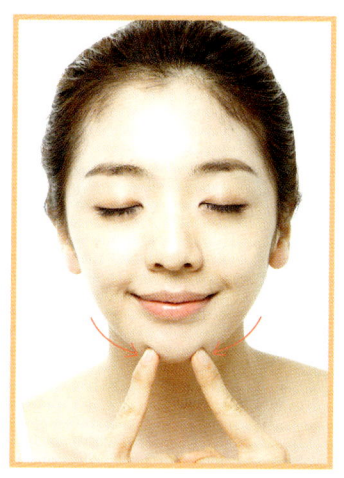 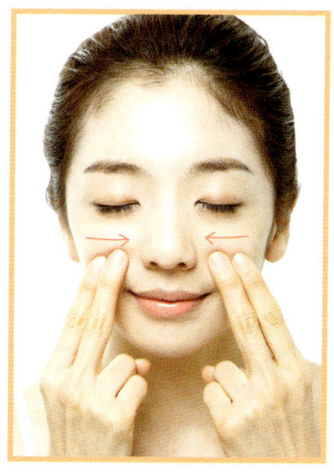

1 에센스나 오일을 엄지와 검지에 발라서 양쪽 귓불을 아래로 살짝 잡아당긴 후 귓불 아래 끝을 지그시 눌러준다.

2 얼굴에 힘을 뺀 상태에서 양쪽 검지로 양쪽 귓볼 끝 부분부터 턱 중앙까지 쓸어내린다. 이 동작을 연속해서 3회 반복한다.

3 이후 숨을 들이마시면서 역시 턱관절에 검지와 중지를 대고 숨을 내쉬면서 광대뼈를 따라 코 앞까지 쓸어준다. 이 동작 역시 3회 반복한다.

활력을 주는 얼굴 스트레칭

사각턱 갸름하게 하기

근육을 풀어주고 림프가 지나가는 지점을 부드럽게 문지르면 갸름한 턱선을 만들 수 있다.

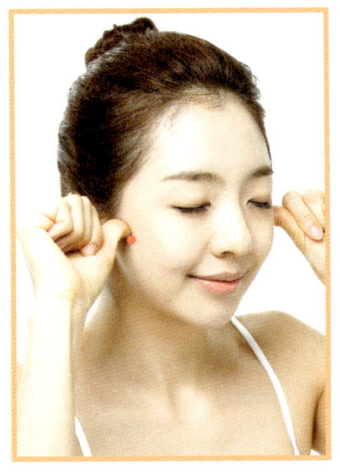

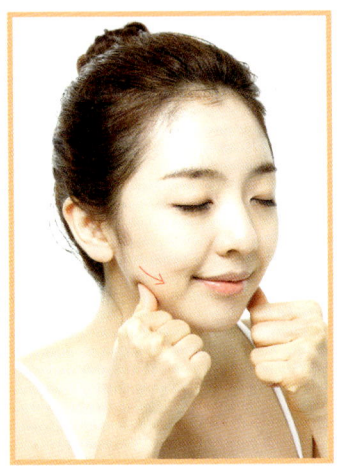

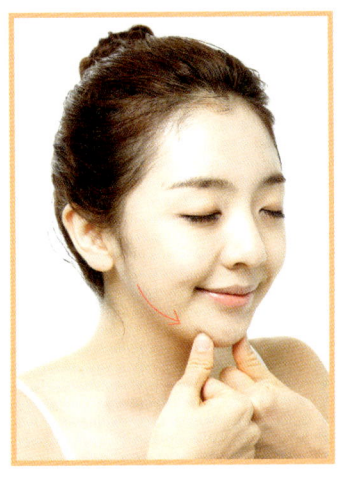

1 얼굴에 힘을 뺀 상태에서 눈 감고 양쪽 엄지로 턱의 오목하게 들어간 부분을 누른다.

2 엄지에 살짝 힘을 주어 귓바퀴에서 턱선을 따라 지그시 눌러준다.

3 턱선을 따라 아래쪽으로 점차 엄지손가락이 내려오면서 지그시 눌러준다. 3회 반복하며 숨을 들이마시고 내쉬기를 반복한다.

Let's Break~!

하루하루 차곡차곡 쌓여가는 얼굴 주름

얼굴 주름이 말해주는 나의 표정 습관

지금까지 얼굴 주름은 나이가 들면서 자연스럽게 생기는 것이라 생각했다면 주목하자. 아직 주름지기에는 억울한 30대, 특별할 것 없어 보이는 눈가나 입가 주름도 의미하는 바가 크다. 얼굴 주름이 보내는 다양한 신호에 대한 흥미로운 내용을 알아보자.

Bad 이마·눈꺼풀 주름

이마 주름은 이마를 움직이는 근육이 수축과 이완을 반복하면서 생긴다. 이마에 주름이 있으면 눈썹 근육도 늘어나 눈꺼풀이 내려간다. 이때 다시 이마 근육이 처진 눈꺼풀을 들어 올리려는 반응을 보이면서 주름은 더욱 깊어진다. 이마·눈꺼풀 주름은 눈을 치켜뜨거나 내리뜨는 사람, 인상을 찌푸리는 사람에게 흔히 나타난다.

Good 눈가 주름

눈가에 주름이 많은 사람은 잘 웃는 사람일 가능성이 높다. 주름은 대개 나이가 들면서 피부 탄력이 떨어져 생기지만 눈가 주름은 예외다. 눈가 주름은 표정과 관련이 깊다. 눈가는 피지선이 없어 건조하고 표정을 지을 때 자주 움직이는 부위로 주름이 쉽게 생긴다. 평소 많이 웃는 사람은 물론이고 눈을 유난히 찡그리는 사람, 눈가를 자주 비비는 사람도 눈가 주름이 잘 생긴다.

Good 입가 주름 1

입 주위 피부는 눈가를 제외한 다른 피부의 1/2 정도로 얇고 연약하다. 나이가 들면서 피부 탄력이 떨어지고 볼이 처지면서 자연스럽게 생기는 게 입가 주름이다. 입가 주름은 팔자 모양으로 생겼다고 해서 '팔자 주름'이라고도 부른다. 입가 주름은 규칙적으로 자주 웃는 사람에게 잘 생긴다. 습관적으로 입꼬리에 힘을 주고 웃거나 입을 너무 꼭 다물면 입꼬리에 여러 갈래의 주름이 생기므로 주의해야 한다.

Bad 미간 주름

눈썹 사이에 수직으로 굵게 생긴 주름이 미간 주름이다. 미간 주름은 한자 '내 천(川)'자와 비슷해 '내 천자 주름'이라고도 한다. 미간 주름은 화가 났거나 매우 싫은 상태일 때 생긴다. 미간 주름이 있는 사람을 화를 잘 내는 사람이라고 여기는 이유다.

Bad 콧등 주름

콧잔등 및 콧대 부위에 가로와 세로로 생기는 게 콧등 주름이다. 콧등 주름은 코를 자주 찡그리는 사람에게 많이 나타난다. 콧등 주름은 얼굴 중심에 잡히는 주름으로 더욱 눈에 잘 띄어 미관상 좋지 않으니 평소 코를 찡그리지 않도록 주의한다.

Bad 입가 주름 2

담배를 많이 피는 사람은 '팔자 주름'이 깊게 생길 수 있다. 이를 '스모킹 라인(Smoking Line)'이라고 한다. 스모킹 라인은 담배를 물고 태우는 습관과 흡연으로 인해 피부 탄력이 떨어지면서 생긴다. 담배는 비타민 A를 고갈시켜 자외선에 의한 노화를 촉진시키고, 피부를 탄력 있게 만드는 인자를 파괴한다. 이 때문에 흡연자가 비흡연자보다 주름이 깊게 생긴다.

체지방연소 스트레칭

아름다운 S라인 만들기

다리 라인이 아름다워지고 히프 업 효과가 있다.

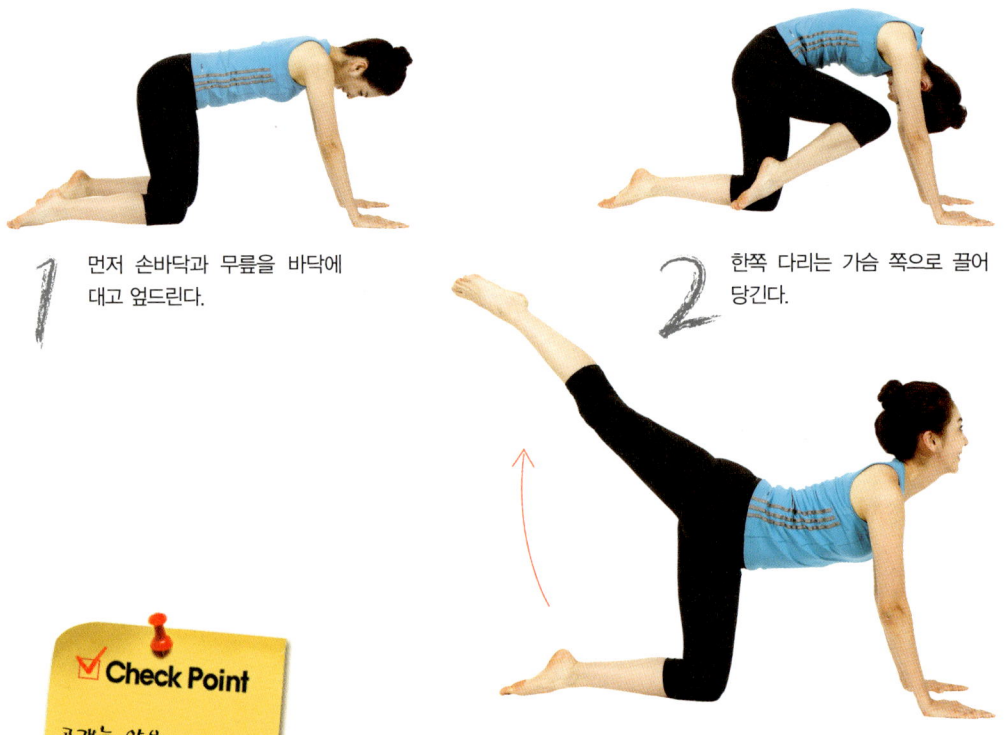

1. 먼저 손바닥과 무릎을 바닥에 대고 엎드린다.

2. 한쪽 다리는 가슴 쪽으로 끌어 당긴다.

3. 머리와 등은 바닥 쪽으로 틀어 돌리듯 젖히고 한쪽 다리는 뒤쪽으로 최대한 쭉 펴서 올린다. 이때 팔이 굽혀지지 않도록 한다. 좌우 각각 10~20회 정도 실시한다. 3회 반복한다.

Check Point
고개는 앞을 보고, 올리는 쪽 다리의 무릎은 쭉 펴 주세요.

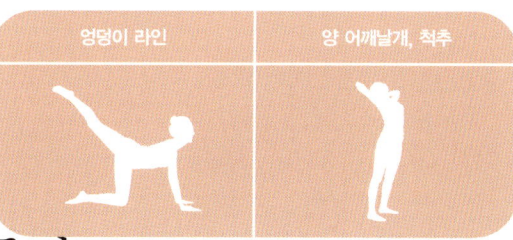

볼륨감 있는 가슴 라인 만들기

가슴 스트레칭과 목 앞쪽이 이완되는 효과가 있다.

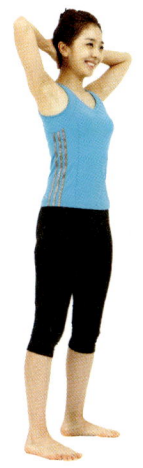

1 양발을 어깨너비만큼 벌리고 선다. 손은 깍지 끼고 머리 뒤에 살짝 댄다.

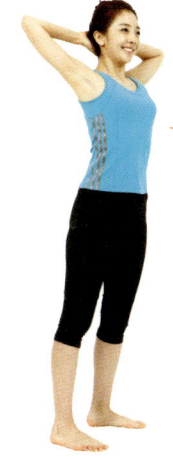

2 팔꿈치를 최대한 바깥쪽으로 벌리고, 가슴을 앞으로 내민다.

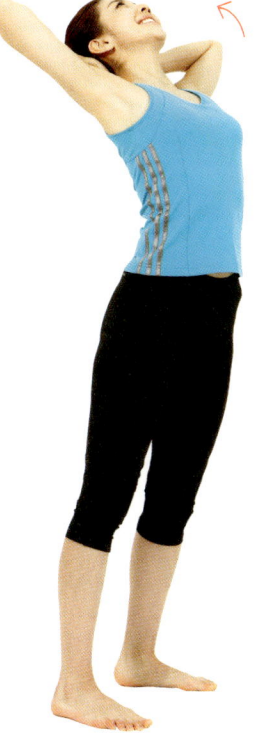

3 그 상태에서 고개를 뒤로 젖힌다. 이때 무리하게 고개를 꺾지 않는다.

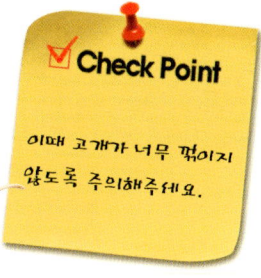

Check Point

이때 고개가 너무 꺾이지 않도록 주의해주세요.

체지방 연소 스트레칭

탄력 있는 팔 라인 만들기

팔 안쪽 부분을 자극해 팔뚝 라인을 다듬어준다.

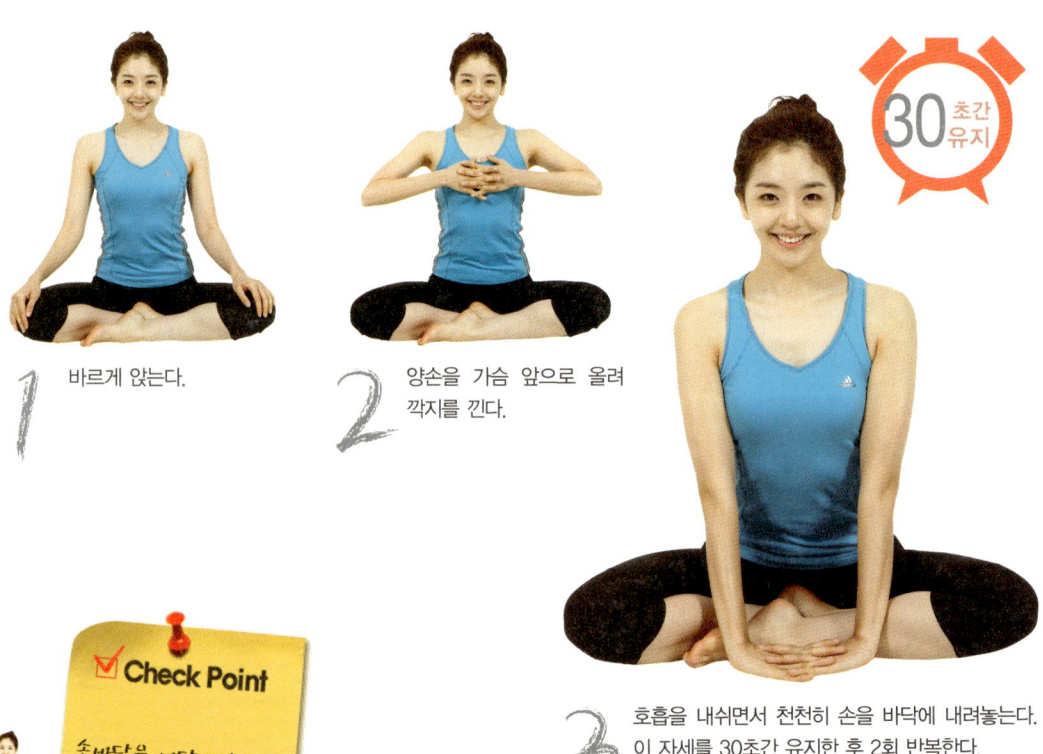

1 바르게 앉는다.

2 양손을 가슴 앞으로 올려 깍지를 낀다.

3 호흡을 내쉬면서 천천히 손을 바닥에 내려놓는다. 이 자세를 30초간 유지한 후 2회 반복한다.

Check Point

손바닥을 바닥에 최대한 붙이세요!

팔 라인, 손목
엉덩이

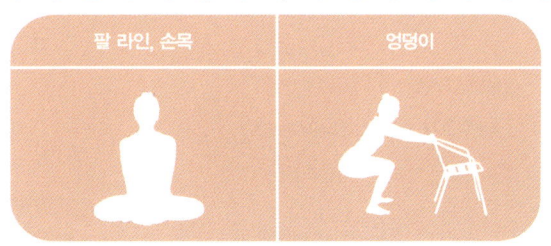

황금 골반 라인 만들기

하체의 균형을 잡아주고 둔부 쪽 군살 제거에 효과적이다.

1 의자를 잡고 바로 선다. 다리는 어깨너비로 벌려준다.

2 등을 세우고 의자에 앉는 느낌으로 하체를 내린다. 천천히 허리를 내렸다가 다시 그대로 일어선다. 5~10회 반복해준다.

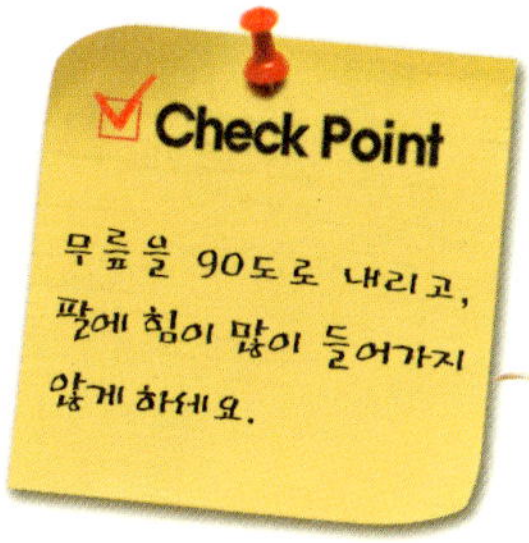

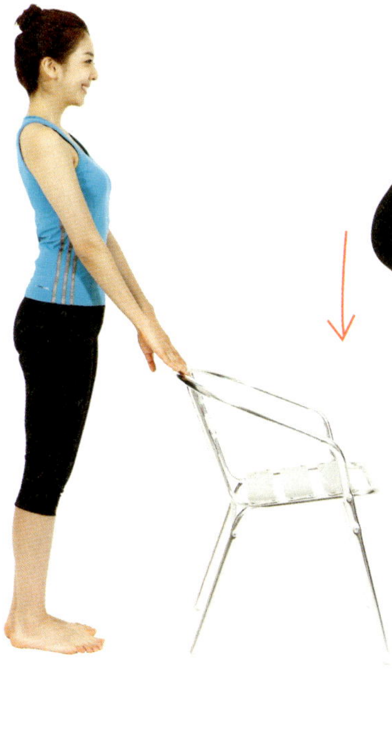

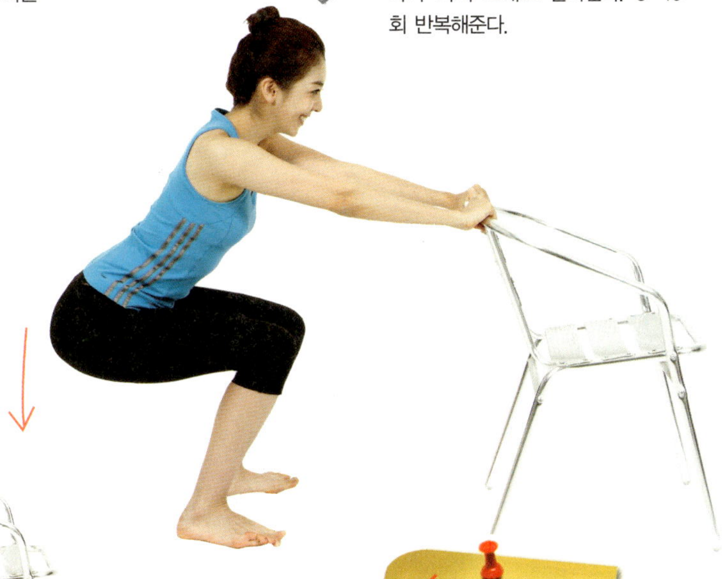

Check Point
무릎을 90도로 내리고,
팔에 힘이 많이 들어가지
않게 하세요.

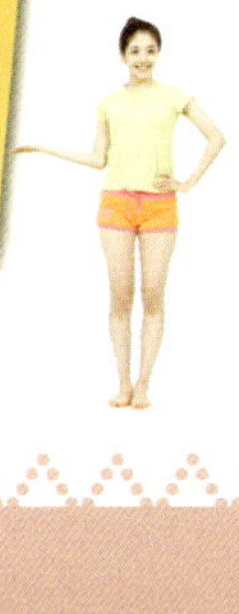

체지방연소 스트레칭

아찔한 등 라인 만들기

이 동작을 하면 척추세움근을 단련하는 것 외에 히프 업 효과가 덤으로 따라온다.

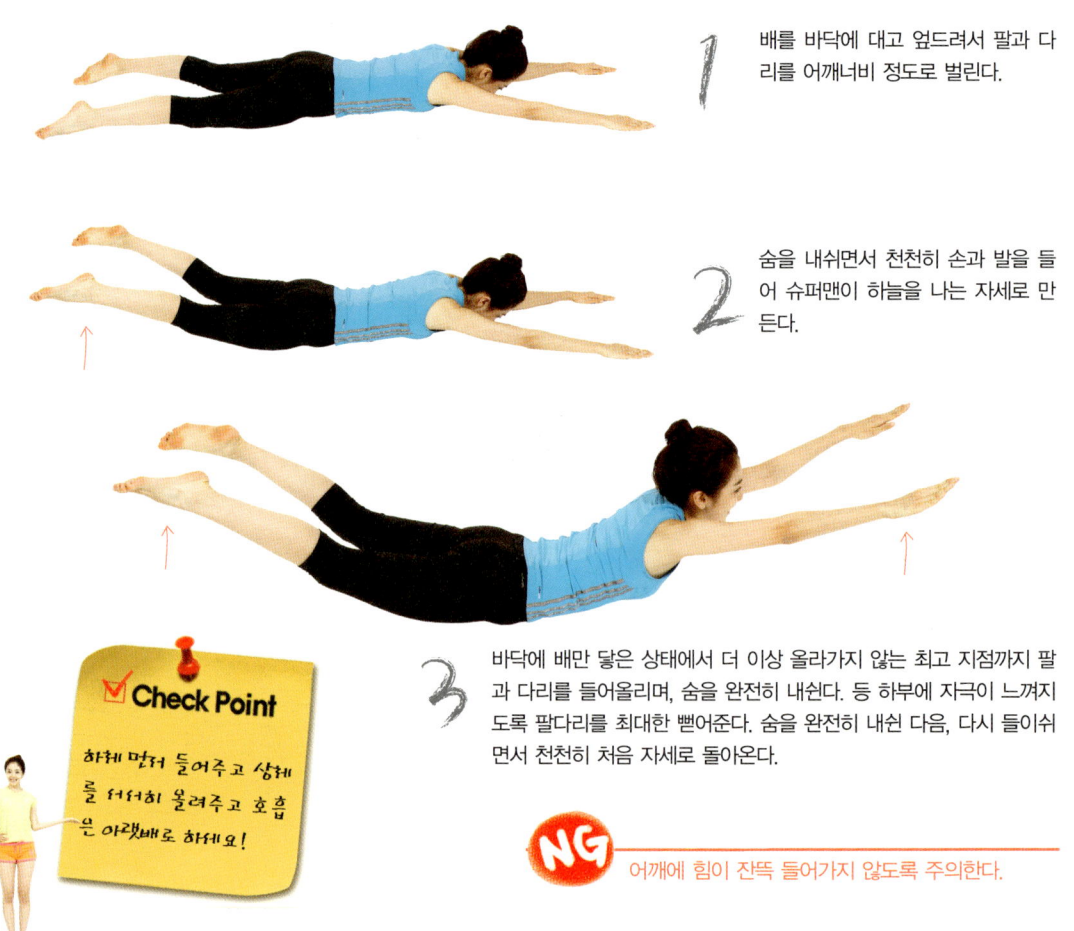

1. 배를 바닥에 대고 엎드려서 팔과 다리를 어깨너비 정도로 벌린다.

2. 숨을 내쉬면서 천천히 손과 발을 들어 슈퍼맨이 하늘을 나는 자세로 만든다.

3. 바닥에 배만 닿은 상태에서 더 이상 올라가지 않는 최고 지점까지 팔과 다리를 들어올리며, 숨을 완전히 내쉰다. 등 하부에 자극이 느껴지도록 팔다리를 최대한 뻗어준다. 숨을 완전히 내쉰 다음, 다시 들이쉬면서 천천히 처음 자세로 돌아온다.

Check Point — 하체 먼저 들어주고 상체를 서서히 올려주고 호흡은 아랫배로 하세요!

NG 어깨에 힘이 잔뜩 들어가지 않도록 주의한다.

복부, 척추
엉덩이, 허벅지

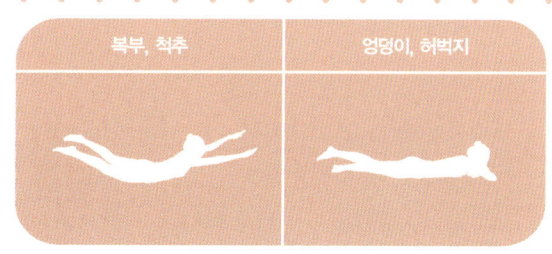

애플 히프 라인 만들기

엉덩이의 히프 업 효과를 가질 수 있다.

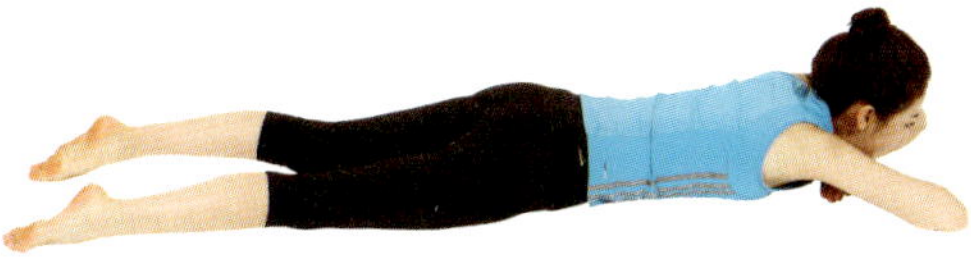

1 바닥에 엎드려 누워 양팔은 턱이나 볼을 받히고 양쪽 다리를 곧게 편다.

10초간 유지

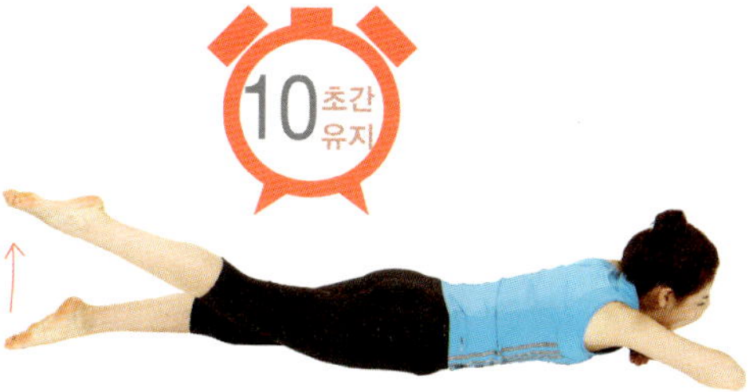

2 그 상태에서 한쪽 발을 위를 향해 쭉 뻗었다가 5초간 유지하고 양쪽 각각 20회 반복한다.

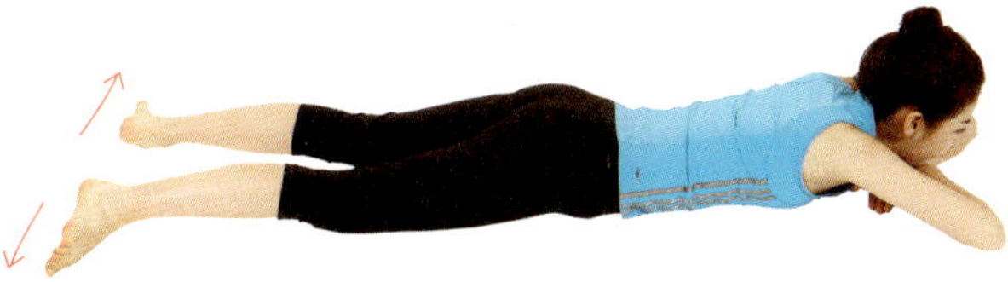

3 이번엔 양쪽 발목 안쪽을 바닥을 향하게 하고 양쪽 다리를 곧게 편다.

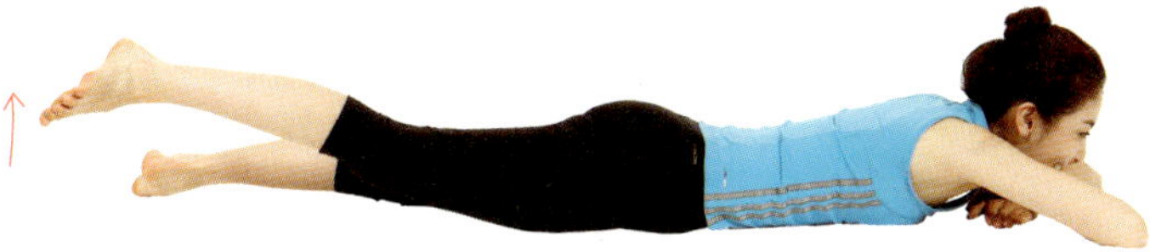

4 그 상태에서 위를 향해 뻗었다가 내린다. 5초간 유지하고 양쪽 각각 20회 반복한다.

Check Point
둔부에 힘이 들어가는지
손가락으로 눌러주면서
확인해보세요!

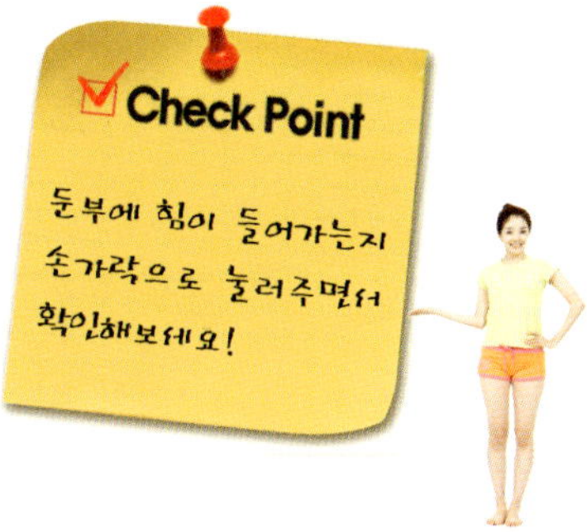

체지방연소 스트레칭

매끈한 등허리 라인 만들기

허리의 유연성을 길러주고 옆구리와 등 쪽 군살 제거에 효과적이다.

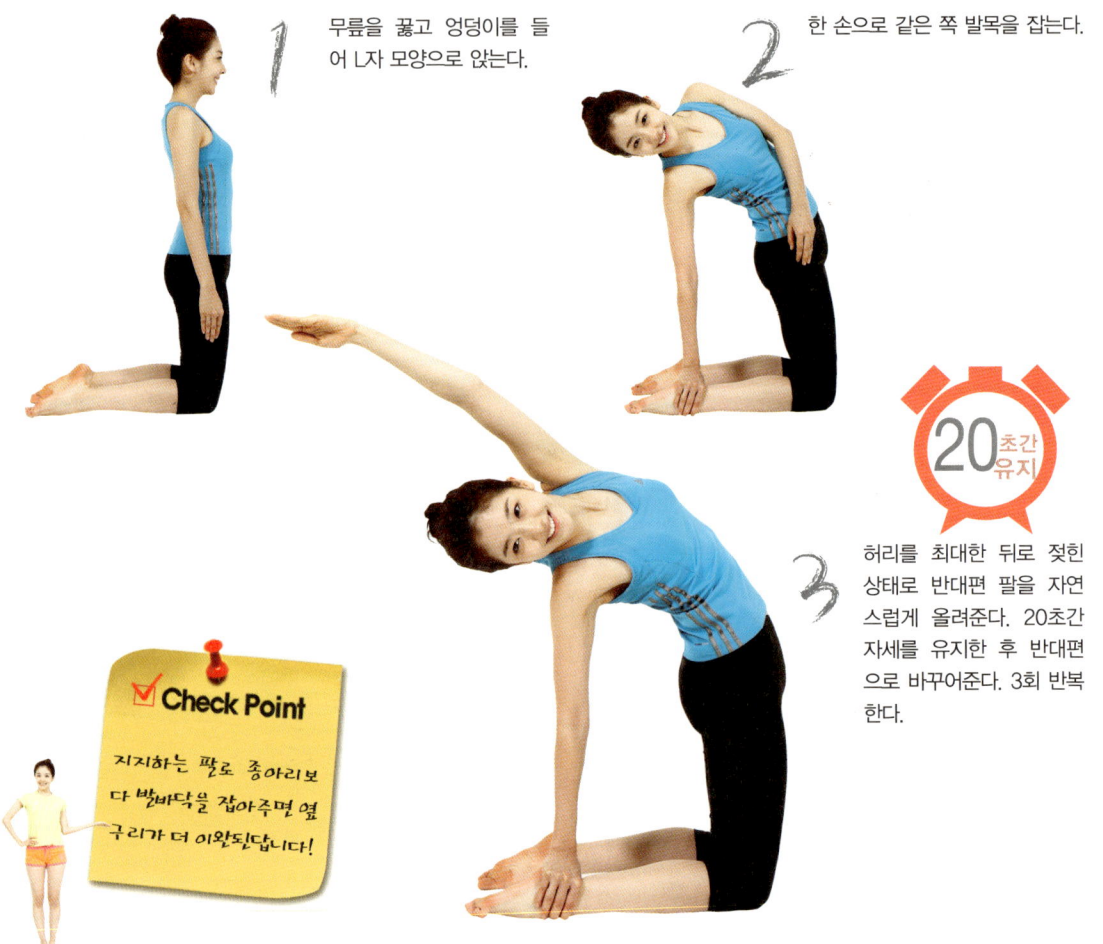

1. 무릎을 꿇고 엉덩이를 들어 ㄴ자 모양으로 앉는다.

2. 한 손으로 같은 쪽 발목을 잡는다.

3. 허리를 최대한 뒤로 젖힌 상태로 반대편 팔을 자연스럽게 올려준다. 20초간 자세를 유지한 후 반대편으로 바꾸어준다. 3회 반복한다.

Check Point
지지하는 팔로 종아리보다 발바닥을 잡아주면 옆구리가 더 이완된답니다!

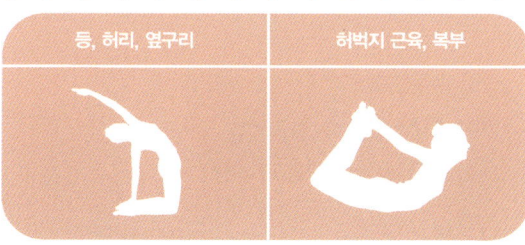

탄력 있는 배 근육 만들기

척추 전체의 유연성과 힘을 길러주고, 복근과 장을 마사지하는 효과가 있어 소화기계통이 활발하게 움직인다. 체지방 제거에도 효과적이다.

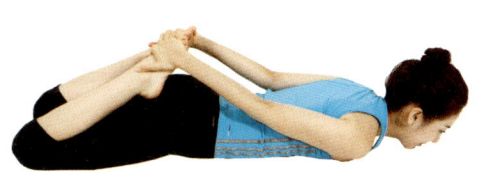

1 배를 바닥에 대고 엎드려 무릎을 뒤로 구부린 후 양손으로 각각 발목을 잡는다.

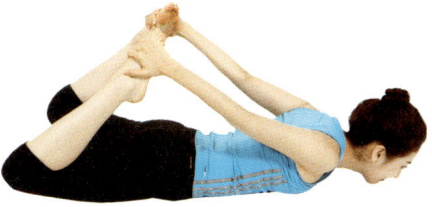

2 숨을 들이쉬면서 두 발을 먼저 천장 쪽으로 천천히 들어올린다.

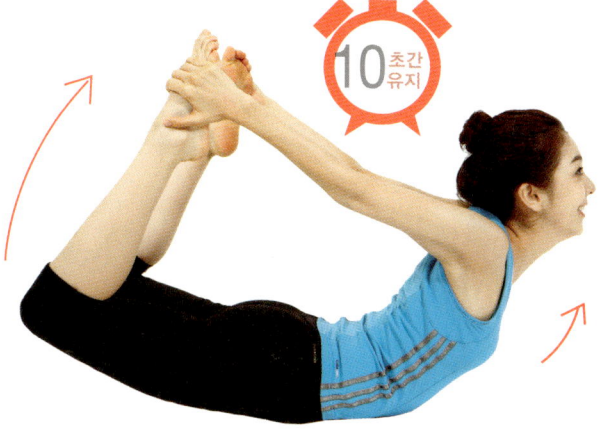

10초간 유지

3 다시 숨을 들이쉬면서 상체를 일으켜 윗몸과 양발을 활 모양이 되도록 밀어 올린다. 완성 자세를 유지하고 호흡을 하면서 10초간 유지한다. 숨을 들이쉬고 내쉬면서 상체를 내리고, 팔을 풀고 휴식을 취한다. 2회 반복한다.

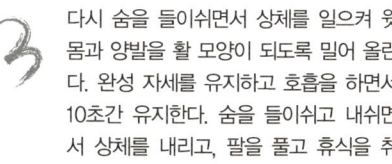

NG 두 다리 높이를 맞춰서 하체 먼저 올리고 그 다음 상체를 들어올린다.

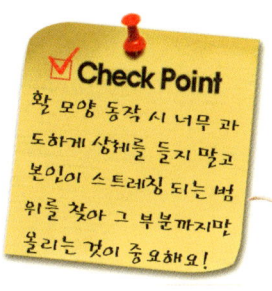

✓ **Check Point**
활 모양 동작 시 너무 과도하게 상체를 들지 말고 본인이 스트레칭 되는 범위를 찾아 그 부분까지만 올리는 것이 중요해요!

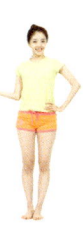

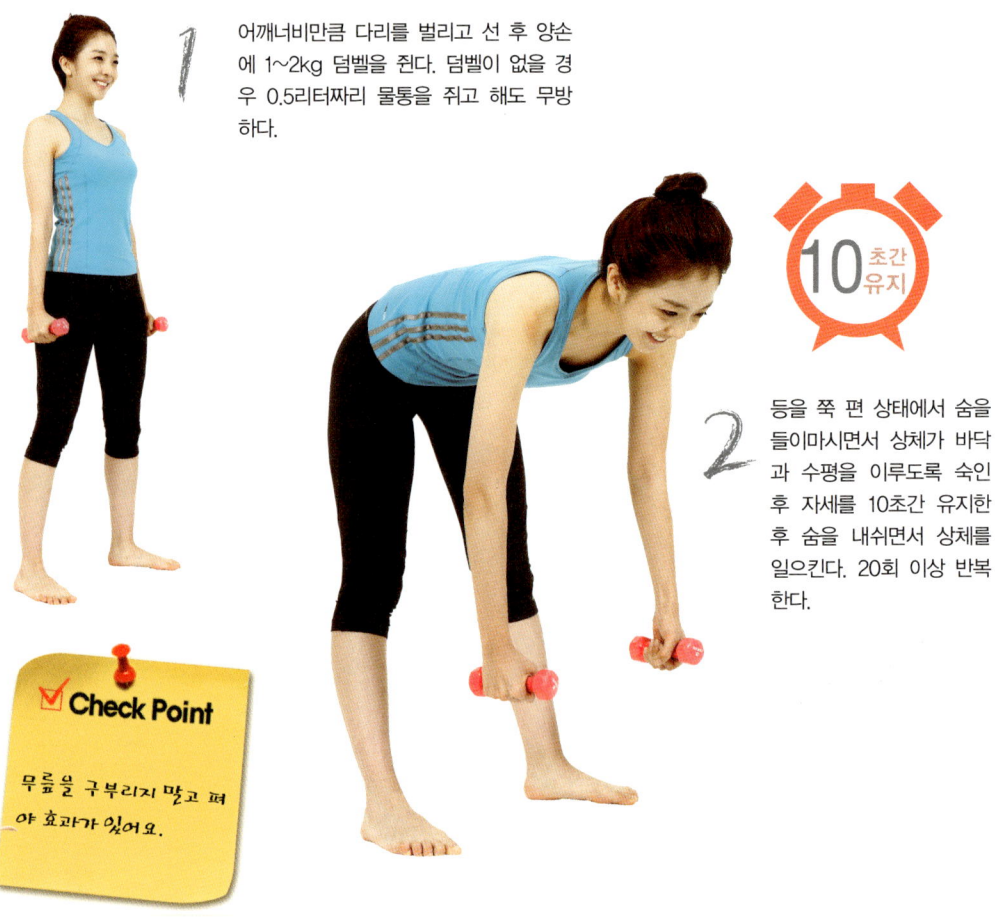

> 체지방 연소 스트레칭

날씬한 허벅지 만들기

종아리는 물론 허벅지 뒷근육의 지방을 분해하여 탄력 있는 다리 라인을 만드는 데 도움을 준다.

1 어깨너비만큼 다리를 벌리고 선 후 양손에 1~2kg 덤벨을 쥔다. 덤벨이 없을 경우 0.5리터짜리 물통을 쥐고 해도 무방하다.

10초간 유지

2 등을 쭉 편 상태에서 숨을 들이마시면서 상체가 바닥과 수평을 이루도록 숙인 후 자세를 10초간 유지한 후 숨을 내쉬면서 상체를 일으킨다. 20회 이상 반복한다.

Check Point
무릎을 구부리지 말고 펴야 효과가 있어요.

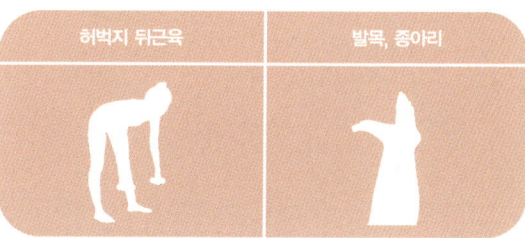

날씬한 발목 만들기

발목의 유연성을 향상시켜 부상뿐 아니라 날씬한 발목을 만드는 데 효과적이다.

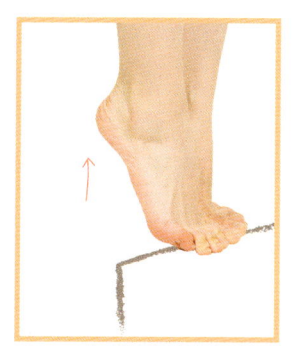

1 계단 끝에 서서 두 발을 모으고 발가락 힘으로 선다. 그런 다음 천천히 발뒤꿈치를 들어 올린다.

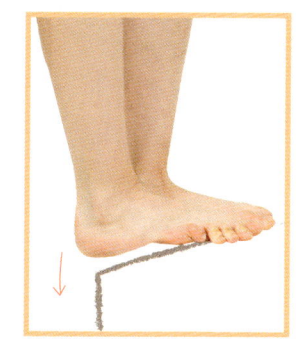

2 1의 동작에서 천천히 발뒤꿈치를 아래로 내린다.

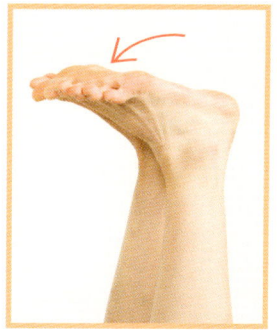

3 바닥에 누운 자세에서 다리를 직각으로 들어올린다. 그런 다음 발바닥이 수평이 되도록 한다. 발끝은 얼굴 쪽으로 향하게 한다.

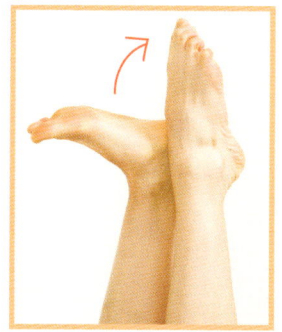

4 3번 자세에서 한쪽 발을 위로 쭉 뻗는다. 30초 정도 지탱한다. 반대쪽 발도 반복한다.

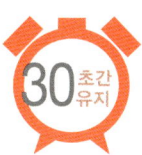

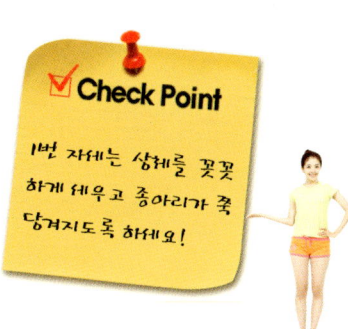

Check Point
1번 자세는 상체를 꼿꼿하게 세우고 종아리가 쭉 당겨지도록 하세요!

Let's Break~!

힘 주다 지친 당신을 위하여!

Good Bye~ 변비

변비의 원인은 너무 많이 먹어서도, 장에 켜켜이 숙변이 쌓여서도 아니다. 지나친 다이어트, 스트레스, 섬유소 결핍 식단 등이 장 운동을 느리게 하기 때문에 변비가 심해진다. 변비에 걸렸을 때 관장약, 유산균 발효 음료를 사러 가기 전에 먼저 할 일은 나의 식단을 점검하고, 운동을 하고, 무엇보다도 잘 먹는 것이다.

Check list! 당신의 쾌변지수는 몇 점?

1. 배변을 할 때 1~2분 안에 자연스럽게 변이 나온다. □
2. 배변할 때는 배에 중압감이 없이 시원하게 배설해 상쾌한 느낌이다. □
3. 변의 크기는 바나나 모양에 가깝다. □
4. 변이 지나치게 딱딱하지 않고 적당히 무르다. □
5. 변 냄새가 독하지 않고 약간 구린 정도다. □
6. 색깔은 황토색이거나 갈색 계통을 띤다. □
7. 변이 물에 확 풀리지 않고 모양을 유지하면서 깨끗하게 떨어진다. □
8. 배변을 하고 나면 뱃속이 깨끗한 느낌이 든다. □

3개 미만 변비 혹은 설사 같은 배변 장애로 인해 장이 약해져 있을 가능성이 크다.
4~5개 사이 별다른 문제없이 상당히 훌륭한 쾌변 라이프를 유지하고 있다.
6개 이상 늘 쾌변을 보고 있으며 배변 장애를 모르고 있다고 해도 과언이 아니다.

당신은 어떤 변비를 앓고 있나?

변비라 해서 다 같은 변비가 아니다. 어떤 종류의 변비를 앓고 있느냐에 따라 처방법도 다르니 나는 어떤 종류의 변비인지 체크해 보자.

Case 1. 이완성 변비의 주요 증상

1. 변이 단단하다. □
2. 배가 팽팽하고 불편하게 느껴진다. □
3. 변을 봐도 완전히 나오지 않는 느낌이다. □
4. 평상시에 거의 운동을 하지 않는다. □
5. 소화가 잘 안 된다. □
6. 식욕이 없다. □
7. 두통, 어깨결림, 냉증이 있다. □
8. 몸이 나른하다. □

처방 & 식이요법

대장의 운동을 활발하게 해서 배변을 재촉하는 것이 치료의 핵심. 아침에 일어나자마자 공복에 한 잔의 물로 장을 자극해주고 세 끼를 꼬박꼬박 챙겨 먹어 위-대장 반사가 일어나도록 자극해준다. 음식을 섭취할 때는 다량의 섬유질이 함유된 음식을 챙겨 먹는다. 잠들기 전이나 쉬는 시간 틈틈이 장을 자극해주는 복부 마사지를 하는 것도 도움이 된다.

Case 2. 직장성 변비의 주요 증상

1. 가끔 배를 만져보면 기다란 똥 같은 게 감지된다. □
2. 변을 보고 싶은 생각이 들지 않는다. □
3. 변을 보고 싶어도 참는 경우가 많다. □
4. 아침에 바빠서 화장실에 갈 틈이 없다. □
5. 아침을 자주 거른다. □
6. 평소 치질이 있다. □
7. 아침에 잘 일어나지 못하고 피곤하다. □

처방 & 식이요법

직장 근처까지 변이 내려왔는데도 나오지 못하고 마는 걸림돌이 되는 원인, 즉 배변 반사를 방해하는 원인이 무엇인지 찾는 것이 치료의 포인트. 단지 제때 변을 보지 못하는 증상이 습관화되면서 변의가 상실된 때문인지, 괄약근의 문제인지, 혹은 직장 탈출증이나 직장류 같은 이상 증세 때문인지 파악하는 것이 우선이다. 원인 파악이 되면 거기에 맞는 식이요법이나 행동 치료, 때에 따라 수술 요법 등을 시행한다.

Case 3. 경련성 변비의 주요 증상

1. 배변 시 항문이 찢어지는 경우가 잦다. □
2. 토끼 똥처럼 단단하고 동글동글한 변이나 혹은 가는 변, 설사가 나온다. □
3. 식후에 아랫배가 살살 아프다. □
4. 대변을 볼 때 시원하지 않고 다 나온 것 같지도 않다. □
5. 평상시 스트레스를 많이 받는다. □
6. 변비와 설사가 교대로 반복된다. □
7. 가스가 차고 트림이나 방귀가 나온다. □
8. 배에서 꼬르륵 소리가 난다. □
9. 괜찮다가도 증상이 재발 혹은 악화되곤 한다. □

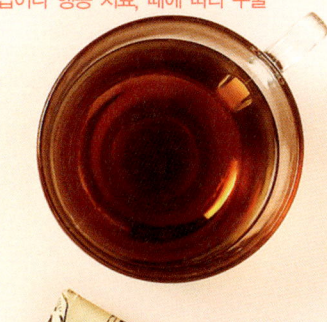

처방 & 식이요법

화장실에 앉아 있는 시간은 10분을 넘기지 않는다. 변을 못 보더라도 시간이 되면 변기에서 일어서야 한다. 정신적인 요인도 크게 영향을 미치므로 스트레스 해소를 위해 1주일에 2회 정도 흠뻑 땀을 흘리는 운동을 해주는 것도 효과적이다.

굽은 허리 펴주기

고관절의 유연성을 증가시키고, 굽은 허리를 펴주는 효과를 가져다주어 요통을 완화하는 데 효과적이다.

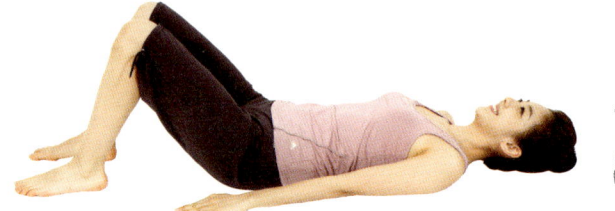

1 바닥에 등을 대고 양다리를 세우고 눕는다.

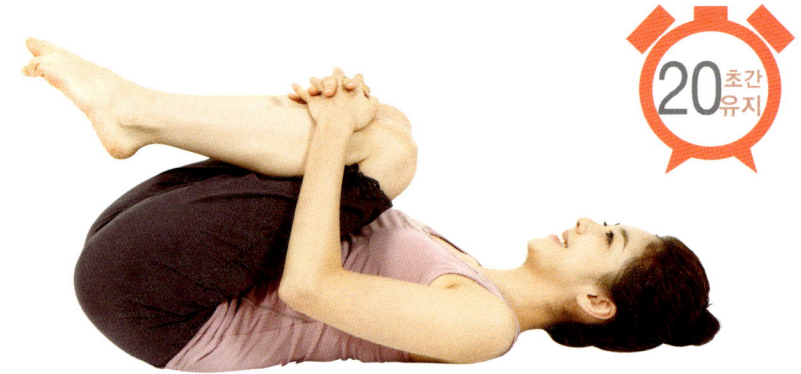

2 양손으로 다리를 잡고 양 무릎이 가슴에 닿을 정도로 지그시 가슴 쪽으로 잡아당긴다. 20초간 유지한 후 돌아온다. 3회 반복한다.

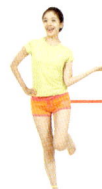

Check Point!
엉덩이 윗부분까지 뜨지 않게 너무 세게 당기지 마세요!

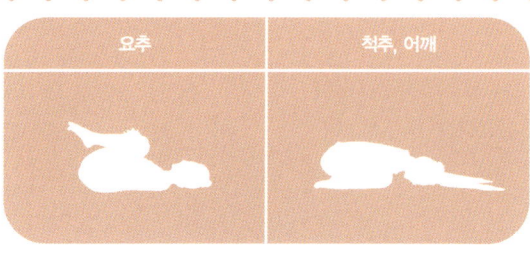

굳은 허리 풀어주기

늘 굳어 있는 허리를 풀어주는 스트레칭으로 요추 부위에 교정을 통해 요통을 완화시킨다.

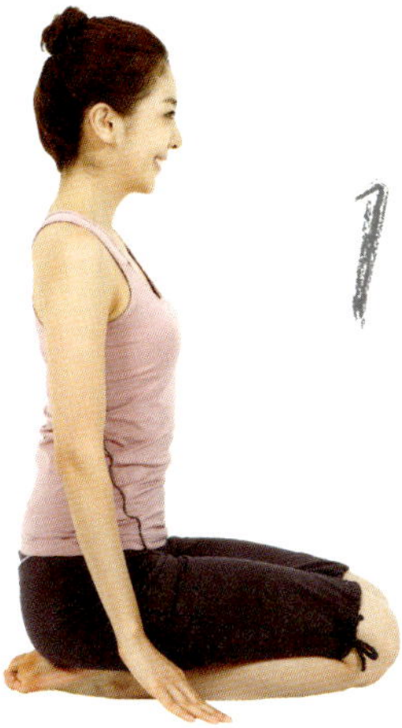

1 허리를 바르게 세우고 무릎을 구부리고 앉는다.

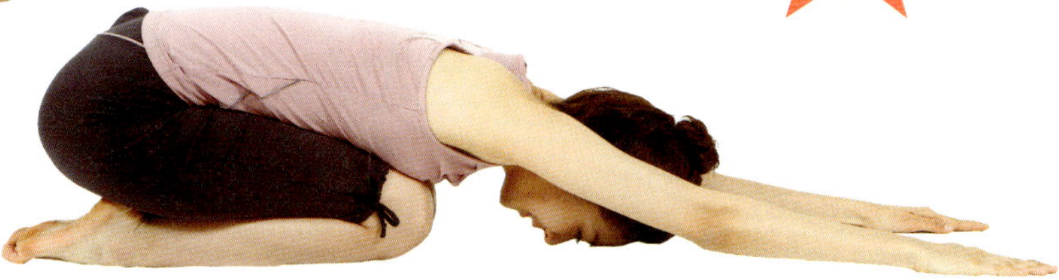

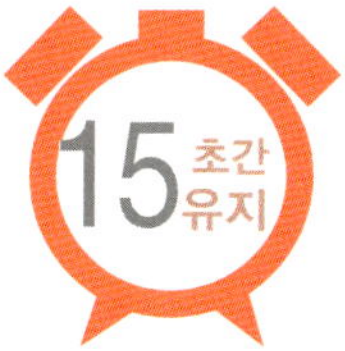

2 양팔을 앞으로 쭉 펴고, 허리는 바닥과 수평한 자세에서 천천히 엎드린다. 이때 양쪽 어깨가 바닥에 닿도록 노력한다. 15초간 유지한 후 원래 자세로 돌아온다. 3회 반복한다.

Check Point!
양다리와 양팔이 일직선을 유지하고, 다리를 과도하게 오므리지 마세요!

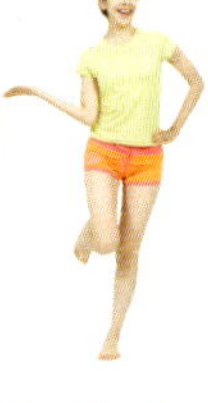

힐링 스트레칭

골반 유연하게 만들기

허리와 골반의 유연성을 증가시킨다.

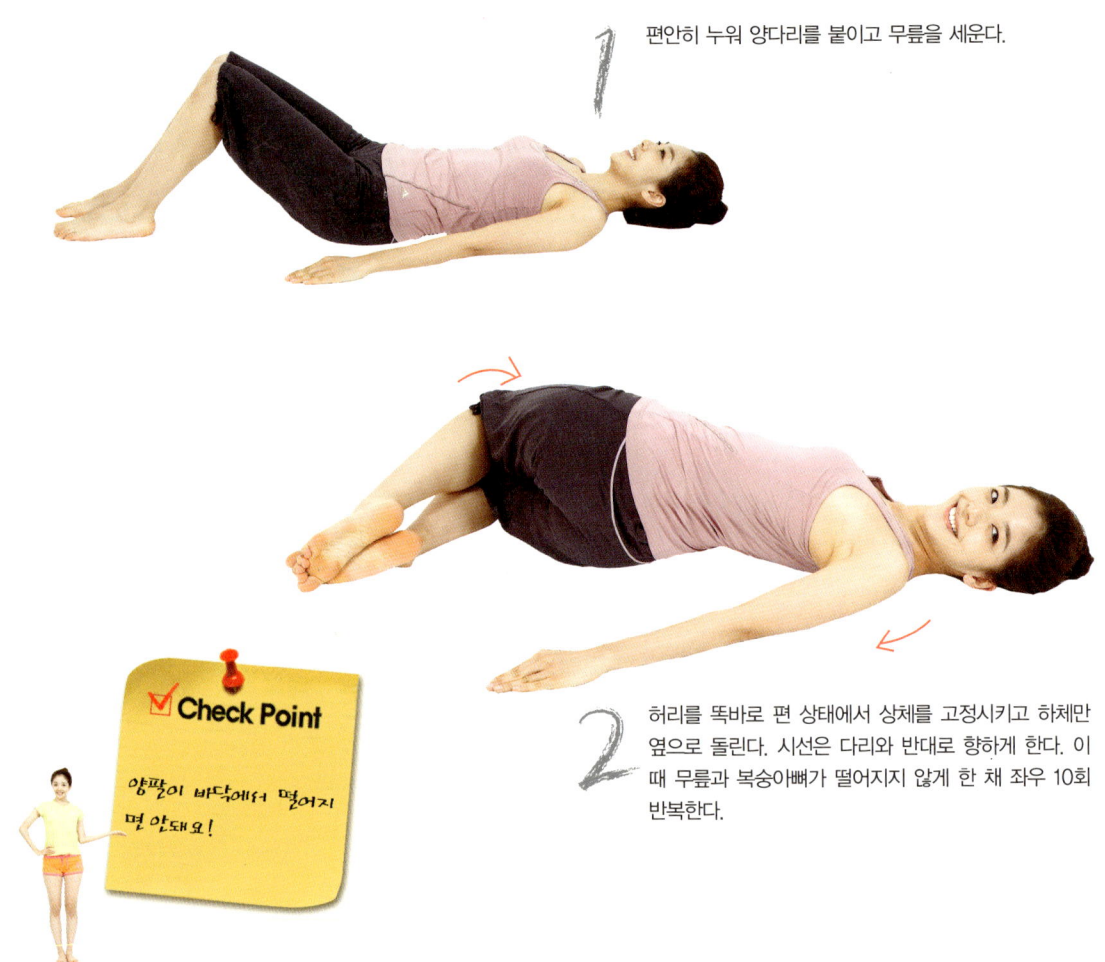

1. 편안히 누워 양다리를 붙이고 무릎을 세운다.

2. 허리를 똑바로 편 상태에서 상체를 고정시키고 하체만 옆으로 돌린다. 시선은 다리와 반대로 향하게 한다. 이 때 무릎과 복숭아뼈가 떨어지지 않게 한 채 좌우 10회 반복한다.

Check Point
양팔이 바닥에서 떨어지면 안돼요!

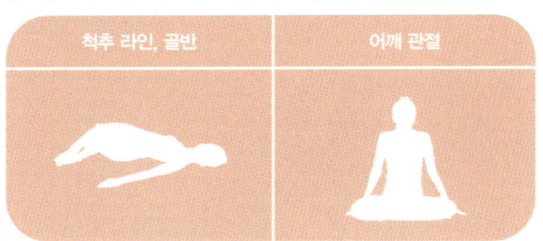

굳은 어깨 풀어주기

굳은 어깨를 유연하게 이완시킴으로써 혈액순환을 돕는다.

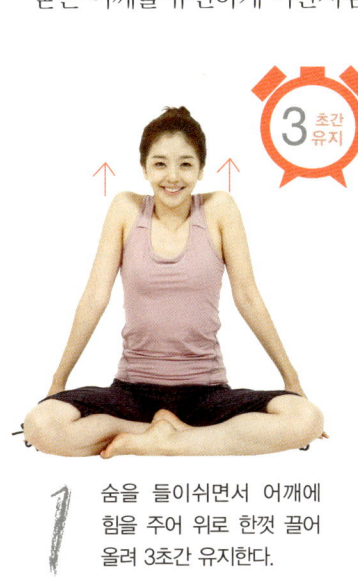

1. 숨을 들이쉬면서 어깨에 힘을 주어 위로 한껏 끌어 올려 3초간 유지한다.

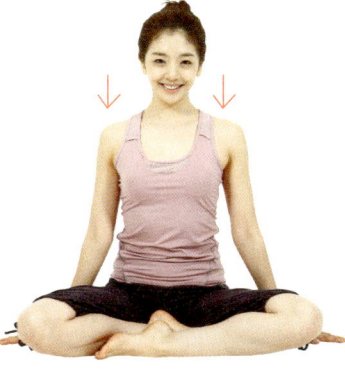

2. 숨을 내쉬면서 어깨를 툭 내려뜨린다. 이 동작을 2회 반복한다.

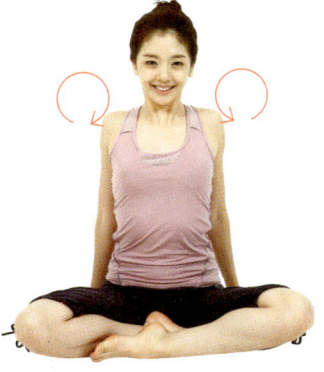

3. 어깨를 앞에서 뒤로 돌려준다.

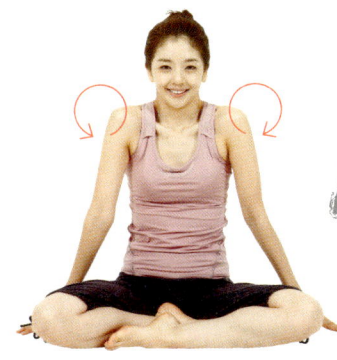

4. 다시 뒤에서 앞으로 동시에 돌려주고 한 팔씩 돌려주어 어깨 관절을 부드럽게 해준다.

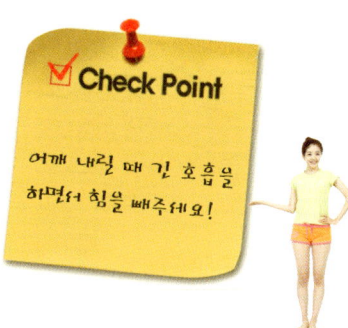

Check Point
어깨 내릴 때 긴 호흡을 하면서 힘을 빼주세요!

힐링 스트레칭

뭉친 어깨 풀어주기

뭉쳐 있는 가슴 쪽을 풀어주는 데 효과적이다.

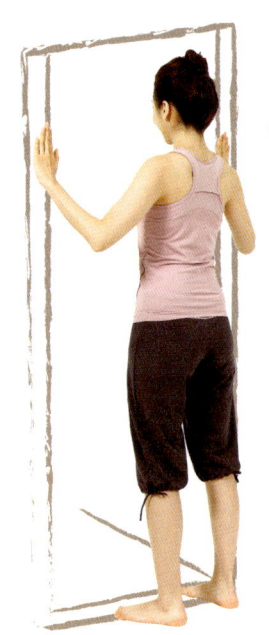

1. 문간에 서서 양손을 어깨 높이로 해서 문틀 양쪽에 놓는다.

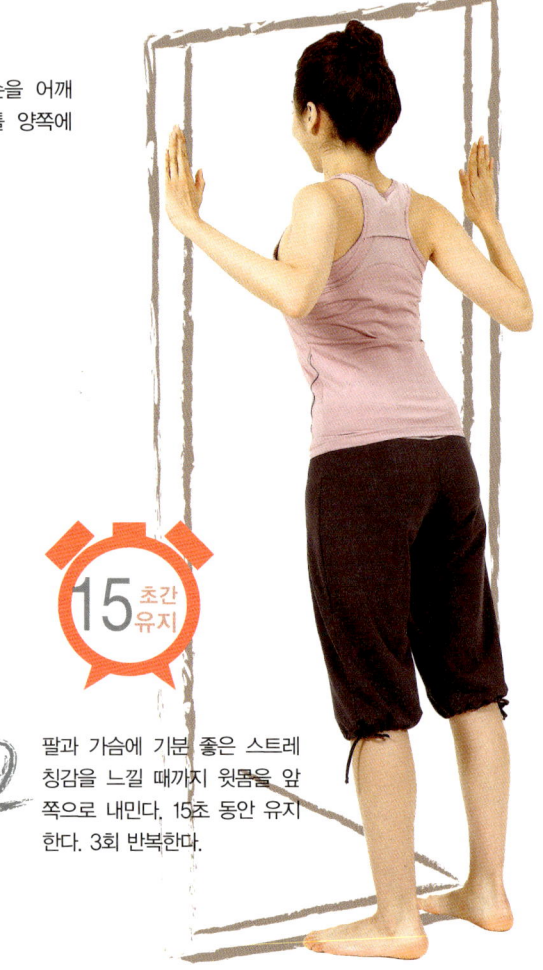

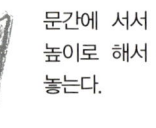
15초간 유지

2. 팔과 가슴에 기분 좋은 스트레칭감을 느낄 때까지 윗몸을 앞쪽으로 내민다. 15초 동안 유지한다. 3회 반복한다.

Check Point
이 스트레칭을 하는 동안 가슴과 머리는 똑바로 세우고 무릎은 약간 구부려 주세요!

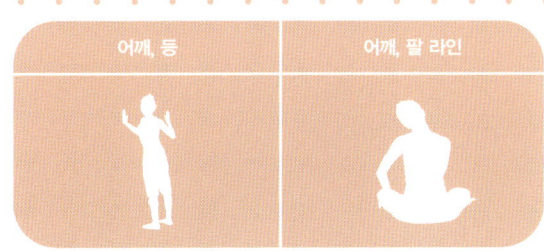

딱딱한 어깨 풀어주기

옆 목, 어깨, 손목까지 동시에 풀어준다.

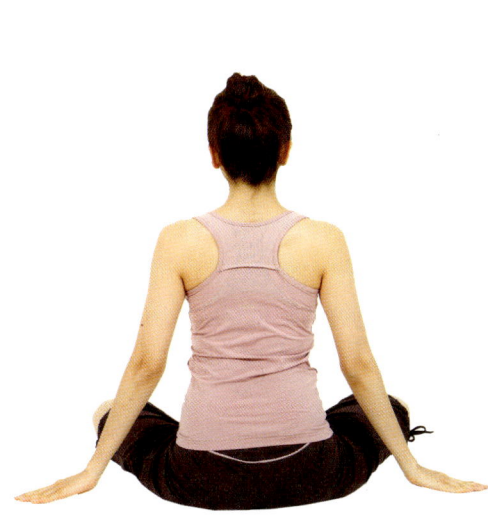

1 척추를 길게 한 채 편안히 앉는다.

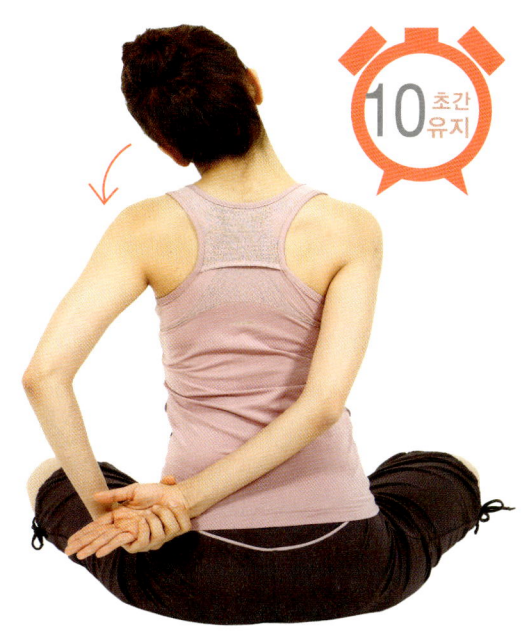

2 옆 목을 스트레칭하기 위해서 왼손으로 오른팔을 등 뒤에서 대각선 아래로 잡아당기면서 머리를 왼쪽 어깨 쪽으로 기울인다. 10초 동안 유지하고 반대편도 3회 반복한다.

Check Point!
풀어주는 팔 쪽의 힘을 빼주세요!

힐링 스트레칭

몸을 따뜻하게 하기

허리와 옆구리 쪽의 군살을 빼는 데 효과적이다.

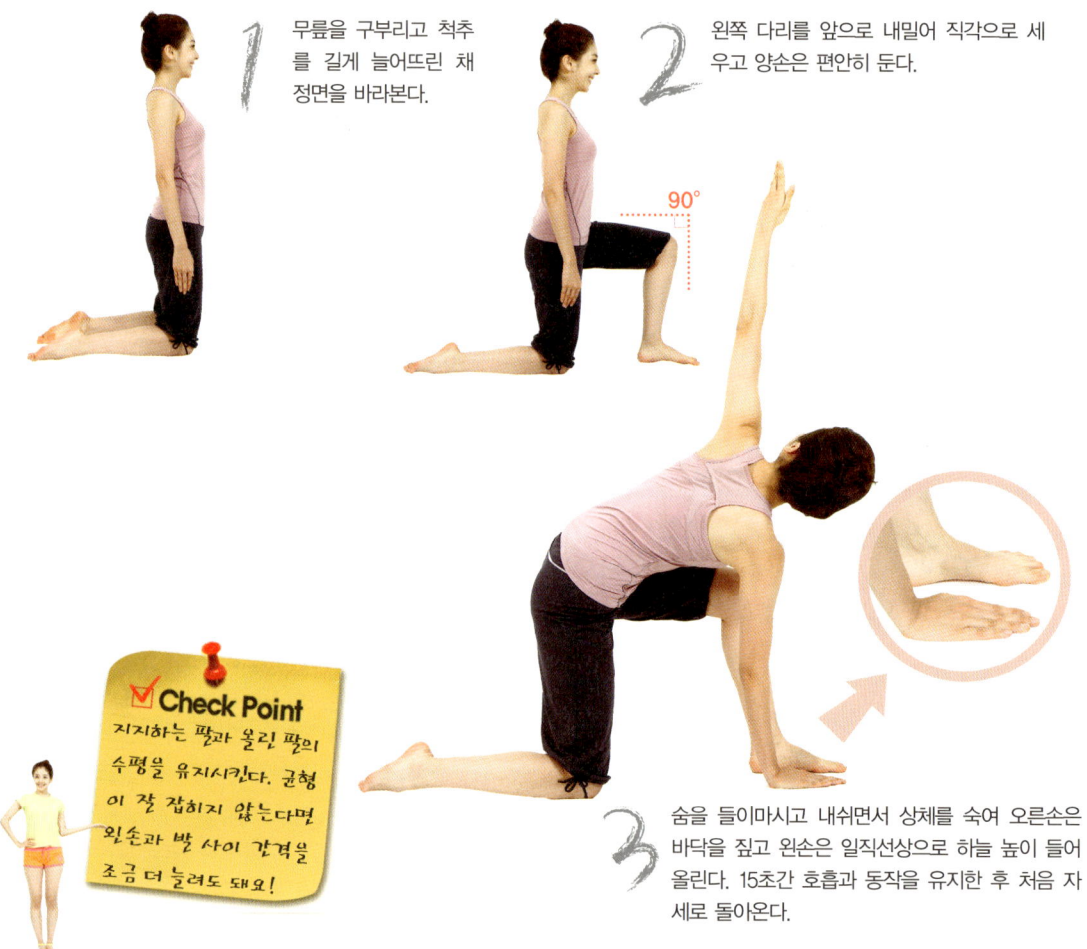

1. 무릎을 구부리고 척추를 길게 늘어뜨린 채 정면을 바라본다.

2. 왼쪽 다리를 앞으로 내밀어 직각으로 세우고 양손은 편안히 둔다.

3. 숨을 들이마시고 내쉬면서 상체를 숙여 오른손은 바닥을 짚고 왼손은 일직선상으로 하늘 높이 들어 올린다. 15초간 호흡과 동작을 유지한 후 처음 자세로 돌아온다.

Check Point
지지하는 팔과 올린 팔의 수평을 유지시킨다. 균형이 잘 잡히지 않는다면 왼손과 발 사이 간격을 조금 더 늘려도 돼요!

허벅지 뒤쪽	허벅지 안쪽

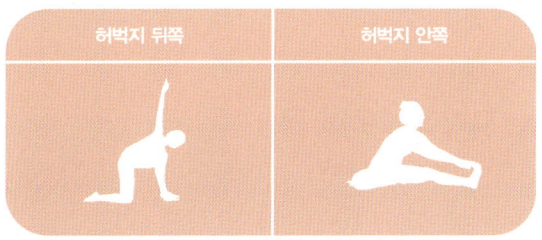

긴장 풀어주기

발끝과 허리 부분, 목 등 몸 전체의 이완을 통해 긴장을 풀어준다.

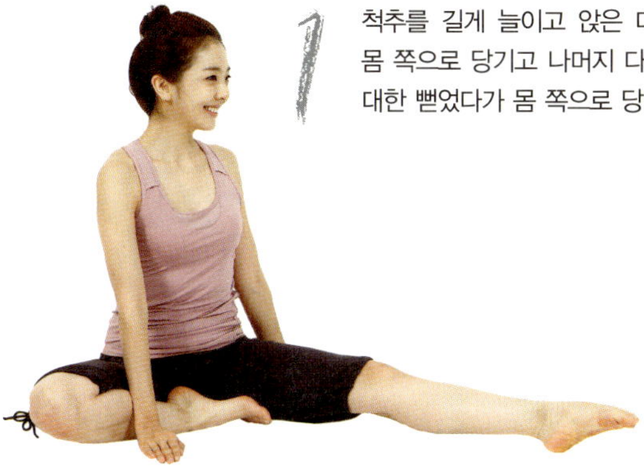

1 척추를 길게 늘이고 앉은 다음, 한쪽 다리는 몸 쪽으로 당기고 나머지 다리는 발꿈치를 최대한 뻗었다가 몸 쪽으로 당긴다.

15 초간 유지

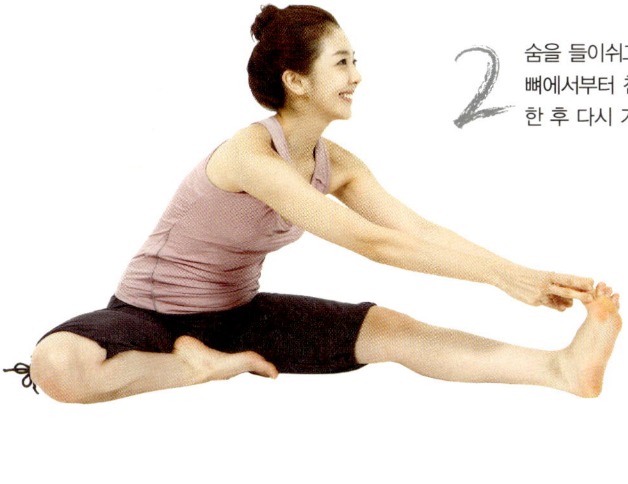

2 숨을 들이쉬고 내쉬면서 손을 뻗어 발가락을 짚고 꼬리뼈에서부터 천천히 상체를 숙인다. 15초간 동작을 유지한 후 다시 기본자세로 돌아간다. 3회 반복한다.

Check Point

팔꿈치를 몸 쪽으로 당겨줄 때 허리가 굽혀지면 안돼요!

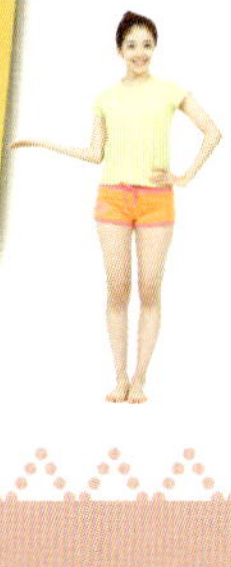

힐링 스트레칭

혈액순환 시키기

다리 뒤쪽과 팔, 어깨, 목 등 전체적인 스트레칭을 통해 몸의 긴장을 풀어준다.

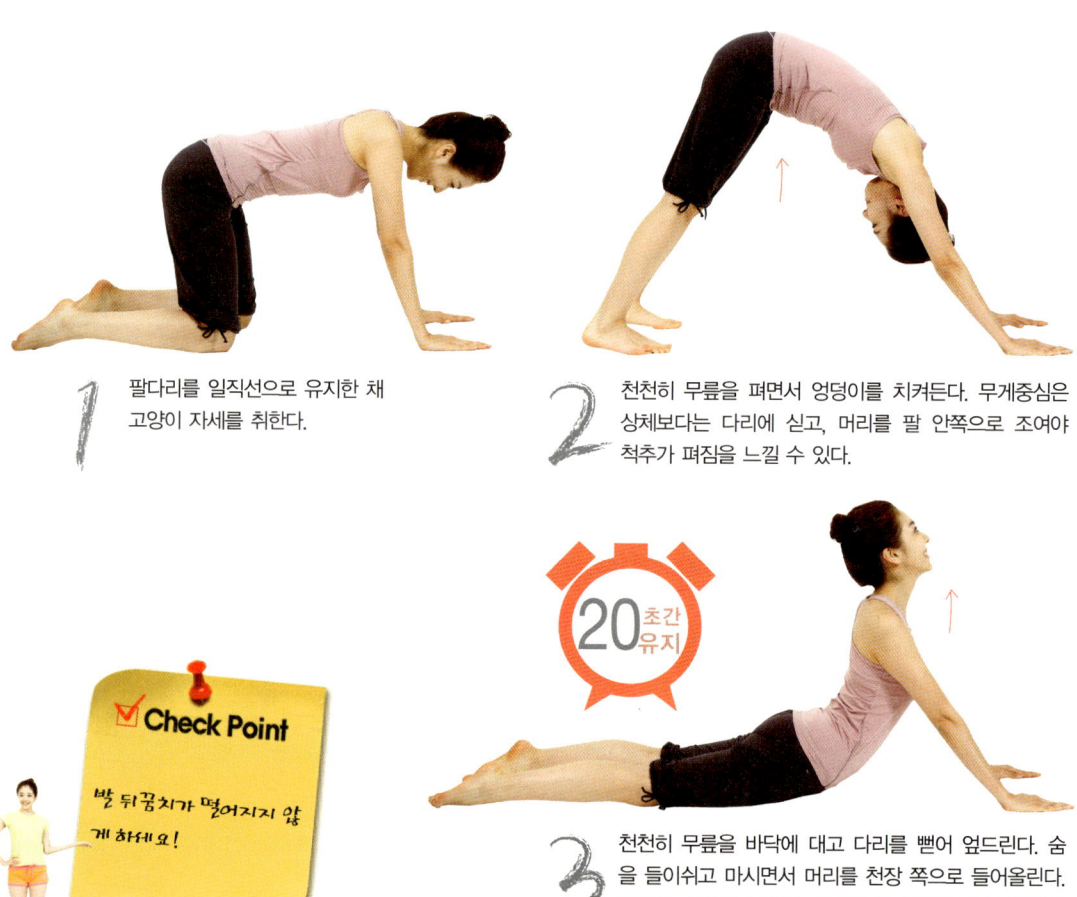

1. 팔다리를 일직선으로 유지한 채 고양이 자세를 취한다.

2. 천천히 무릎을 펴면서 엉덩이를 치켜든다. 무게중심은 상체보다는 다리에 싣고, 머리를 팔 안쪽으로 조여야 척추가 펴짐을 느낄 수 있다.

3. 천천히 무릎을 바닥에 대고 다리를 뻗어 엎드린다. 숨을 들이쉬고 마시면서 머리를 천장 쪽으로 들어올린다. 20초간 호흡과 자세를 유지한 후 상체를 다시 내린다. 3회 반복한다.

Check Point 발 뒤꿈치가 떨어지지 않게 하세요!

20초간 유지

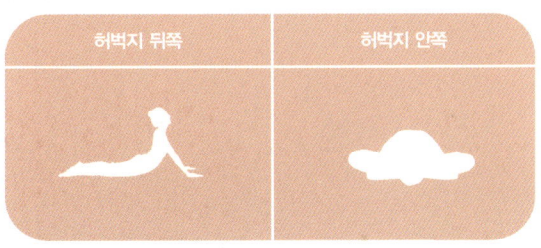

고관절 이완시키기

고관절을 부드럽게 해 하체 아랫부분의 혈액순환을 도와 피로를 풀어준다.

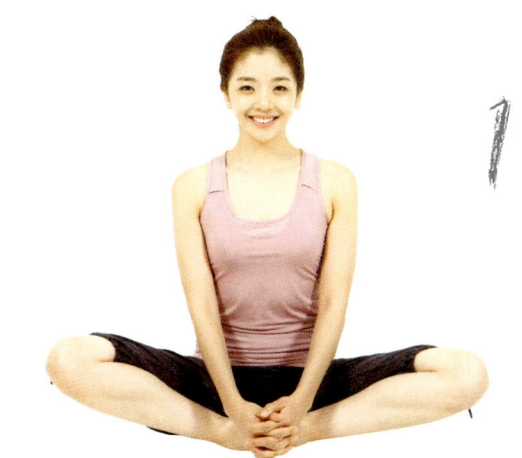

1 양 발바닥을 맞대고 무릎이 바깥쪽으로 향하게 앉는다.

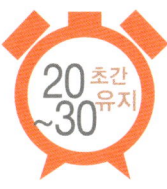
20~30초간 유지

2 상체를 바르게 펴주어 천천히 앞으로 숙여준다. 얼굴이 땅에 가까워지도록 한다. 20~30초 유지한다.

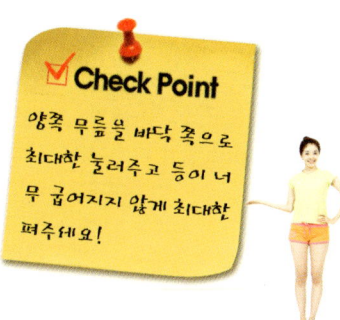

Check Point
양쪽 무릎을 바닥 쪽으로 최대한 눌러주고 등이 너무 굽어지지 않게 최대한 펴주세요!

Advance
이 동작은 64쪽 골반 이완시키기와 중복됩니다. 골반을 이완시키는 효과와 허벅지 근육을 스트레칭시키는 효과가 동시에 있어서 중복해서 넣었습니다.

힐링 스트레칭

골반 들어 올리기

골반과 엉덩이의 군살을 빼주면서 탄력을 높여준다.

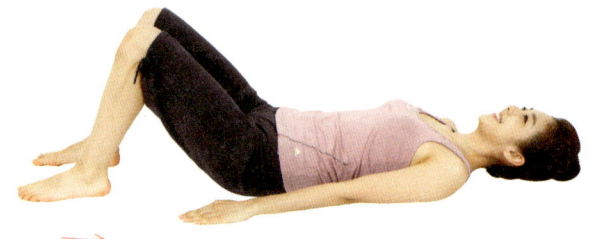

1 누운 자세에서 무릎은 골반 너비만큼 벌리고 발은 되도록 몸 안쪽으로 가까이 한다. 이때 손은 바닥을 짚거나 깍지를 껴서 잡는다.

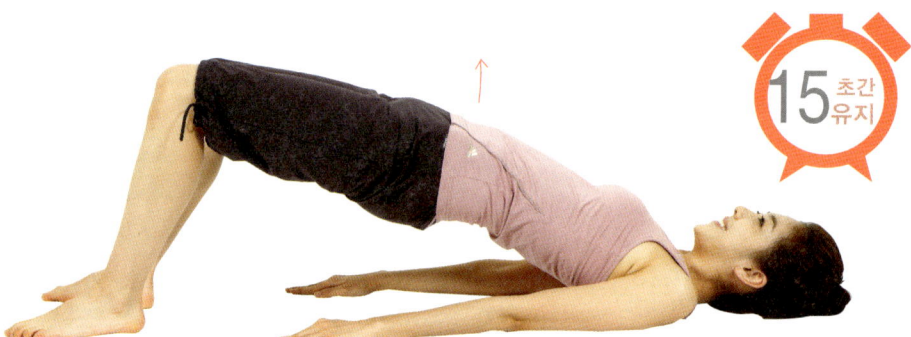

15초간 유지

 숨을 내쉬고 마시면서 골반을 들어 올린다. 15초간 동작을 유지한 후 3회 반복한다.

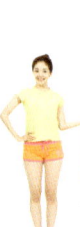

Check Point
무릎 간격은 골반 너비만큼 벌려주세요. 어깨, 허리, 무릎은 일직선이어야 해요. 골반을 너무 들어 올리거나 내려도 안돼요!

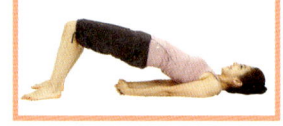

Advance – 고급 동작
깍지를 끼고 골반을 들어 올린다.

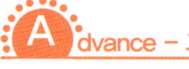

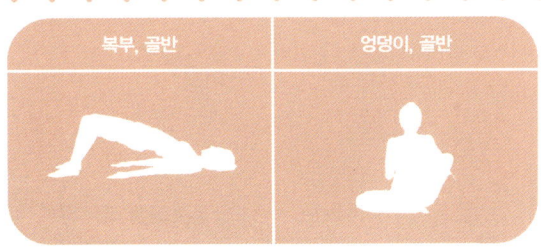

엉덩이 군살 빼기

골반과 엉덩이 부분의 군살 제거에 효과적이다.

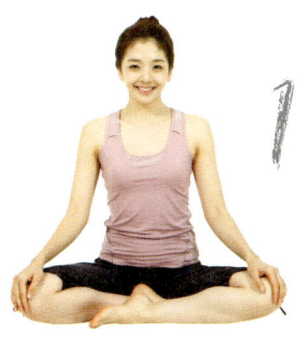

1 척추를 곧게 세우고 편안하게 앉는다.

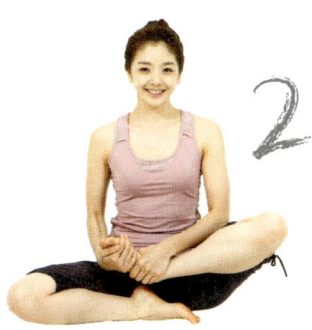

2 오른쪽 다리를 몸 안쪽으로 접고 왼쪽 다리를 양팔로 잡아 올린다.

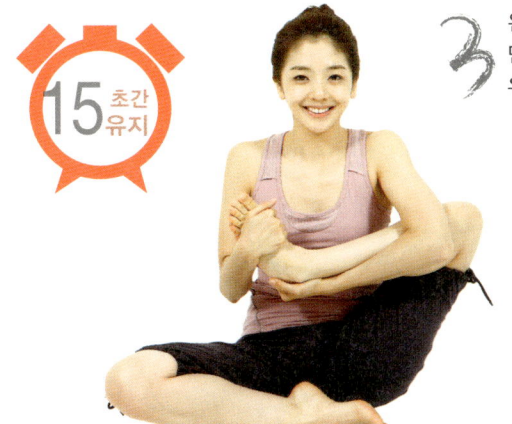

3 왼쪽 다리를 오른쪽 팔꿈치에 걸고 몸 쪽으로 밀착시키면서 끌어안는다. 본 동작을 15초간 유지하면서 호흡을 유지한다. 반대쪽도 같은 방법으로 3회 반복한다.

15초간 유지

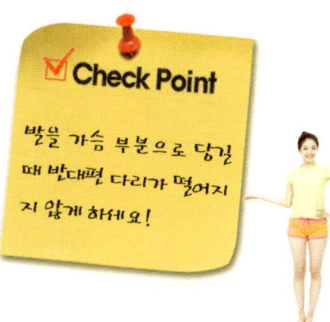

Check Point

발을 가슴 부분으로 당길 때 반대편 다리가 떨어지지 않게 하세요!

Let's Break~!

먹고 마시는 것으로 젊고 아름다워지는 법

피부, 잘 먹어서 다스려라?

건강을 유지하기 위해서는 식생활을 통해 균형 잡힌 영양소를 섭취하는 것이 중요하다. 피부도 마찬가지로 어느 한 요소가 모자라게 되면 피부 균형이 깨지고 가장 먼저 각질이 일어나 피부가 거칠어지고 안색부터 달라진다. 이때는 어떤 화장품을 발라도 상태가 나아지지 않는다. 반면 영양이 좋은 상태일 때는 안색이 맑고 피부에 윤기가 흐른다.

장기적으로 보더라도 피부가 좋아하는 영양소의 균형을 맞추는 노력이 더 효과적이다. 최근에는 이런 점에 주목, 피부에 좋은 영양소만 모아놓은 '이너뷰티' 제품들도 인기다.

부드러운 피부결 위한 '비타민C'
콜라겐이 많은 피부일수록 윤이 나고 탄력 있다. 비타민C는 이러한 콜라겐의 생성을 돕고 몸 안에 머무르게 하는 역할을 한다. 일정량 외에는 몸 밖으로 배출되어 버리므로 성인 기준 하루 55mg 정도가 적당하다. 비타민C는 흡수가 잘 되지 않는 물질이므로 과일이나 채소를 자주 먹어 섭취하는 것이 좋다.

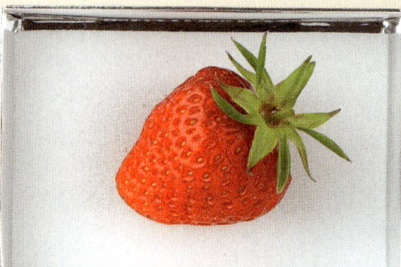

주름 없는 피부 위한 '오메가3'
『미국영양학회지』에 발표된 연구 결과에 따르면, 생선과 채소를 즐겨 먹는 노인이 고기를 좋아하는 노인에 비해 주름이 적었다. 등푸른 생선, 견과류에 들어 있는 오메가3 지방산은 활성산소가 콜라겐을 공격하는 것을 막아준다. 또한 눈가 보습 유지에 효과가 있어 다크서클의 예방과 치료에 좋다.

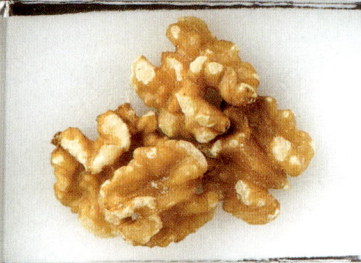

아토피 개선엔 '감마리놀렌산'
식물성 지방인 리놀렌산은 피부노화로 인해 나타나는 주름과 탄력 방지에 도움이 된다. 아토피 환자는 일반인에 비해 감마리놀렌산이 부족하므로 감마리놀렌산을 꾸준히 복용해야 한다. 대한아토피피부염학회에서도 감마리놀렌산을 치료에 사용하고 있다.

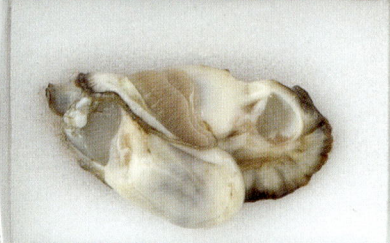

여드름이 고민된다면 '아연'
아연은 손상 피부조직을 재생시키고 면역력을 강화해 피부가 감염되는 것을 예방하는 효과가 있어 여드름 치료에 사용된다. 여드름이 심한 사람 중에는 아연이 결핍된 사람들이 많다. 손톱에 하얀 반점이 생기거나 잘 부러진다면 아연 부족을 의심해보자.
Try it! 굴, 살코기, 돼지고기, 가금류 등

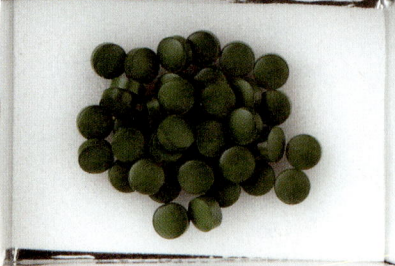

'엽록소'로 몸속 중금속 해결
중금속이 피부에 닿거나 몸에 쌓이면 접촉성 피부염이나 알레르기의 원인이 된다. 엽록소는 이러한 중금속 배출을 효과적으로 돕는다. 특히 녹조류인 클로렐라는 납의 독성을 완화하고 체내 카드뮴의 축적을 억제해주며 납, 카드뮴의 체외 배설을 돕는다.
Try it! 클로렐라, 시금치, 쑥, 깻잎, 양상추 등

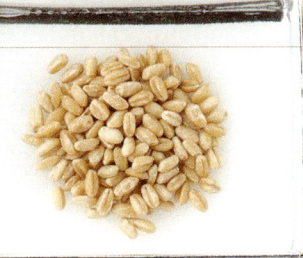

비타민B2'로 깨끗한 피부를!
피부 건강을 위해 비타민B2, 즉 리보플라빈 섭취에 신경 쓴다. 리보플라빈이 부족하면 피부에 기미, 주근깨 같은 반점이 생긴다. 또한 아토피성 피부염이나 습진의 위험이 있으며 피부, 두피, 코, 턱 등에 피지가 심하게 분비되어 염증을 일으키기도 한다.
Try it! 통곡물, 통밀가루, 콩 등

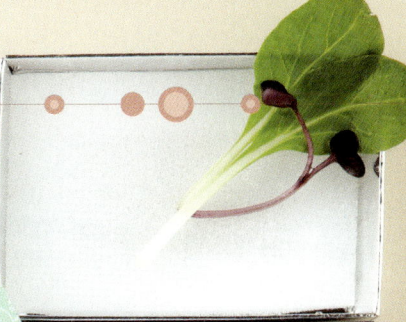

맑고 투명한 안색에는 '비타민A'
항산화 성분인 베타카로틴과 카로티노이드, 화장품 원료인 레티놀 등이 비타민A의 일종이다. 베타카로틴은 세포의 생성과 재생을 돕고, 카로티노이드는 햇빛에 피부가 민감하게 반응하는 것을 막지만 너무 많이 섭취하면 몸에 쌓여 피부가 붉은색으로 보이는 과다증을 일으킬 수 있다.
Try it! 녹색잎 채소, 당근·토마토 등

탄력 있는 피부를 위해 '콜라겐'
콜라겐이 풍부한 음식을 먹으면 장에서 아미노산으로 분해된 뒤 다시 콜라겐으로 합성돼 피부나 근육으로 공급된다. 먹는 콜라겐이 얼마나 장에서 분해되지 않고 피부까지 도달하는지는 제품마다 큰 차이가 있다. 즉, 먹는다고 모두 피부로 가는 것이 아니다.
Try it! 닭날개, 도가니, 홍어, 돼지껍질 등

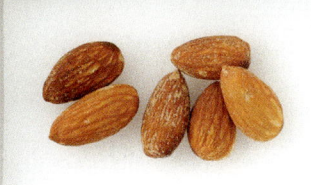

'샤포닌'으로 S라인 몸매를 꿈꾼다
샤포닌은 혈액의 과도한 지방을 흡수해 배출하여 비만을 막아준다. 이러한 특성을 이용해 콩다이어트나 홍삼다이어트법이 인기를 끌기도 했다. 샤포닌은 체내 면역력까지 키울 수 있어 건강 증진에도 도움을 준다.
Try it! 홍삼, 도라지, 해삼, 콩 등

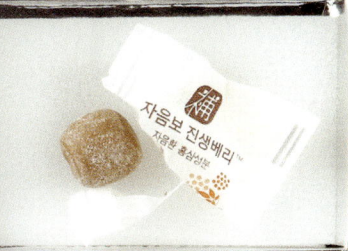

자외선이 신경 쓰인다면 '비타민E'
비타민E는 주로 자외선에 의해 생성되는 활성산소로부터 피부를 지켜주는 항산화제 역할을 한다. 보습 기능이 있어 손상된 피부를 재생시켜주고 세포를 건강하게 유지시킨다. 씨나 견과류에는 토코페롤이라 불리는 비타민E 성분이 많다.
Try it! 아몬드, 해바라기 씨, 달걀, 옥수수 등

피부의 적, 변비해소에 '식이섬유'
변비거나 장이 좋지 않으면 얼굴빛이 어둡고 칙칙하며 트러블이 생기기 쉽다. 식이섬유를 섭취하는 것이 좋으며, 꾸준히 먹으면 예방도 가능하다. 단, 가공식품 형태의 식이섬유는 충분한 물과 함께 먹는다. 너무 많이 먹으면 칼슘, 아연, 철분 등의 무기질과 결합하여 배설되므로 주의한다.
Try it! 푸룬, 알로에, 해조류 등

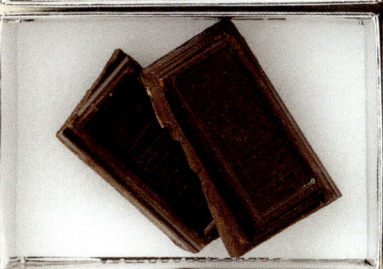

피부 노폐물 제거엔 '폴리페놀'
초콜릿을 먹으면 여드름이 심해지고 주름이 생긴다면 원인은 설탕 때문이다. 초콜릿 원료가 되는 카카오가 70% 이상 사용된 다크 초콜릿의 경우 피부에 이로운 성분이 더 많다. 카카오에는 항산화 물질인 폴리페놀이 많아 콜라겐, 엘라스틴 등 체내 단백질 성분이 산화되는 것을 막는다.
Try it! 초콜릿, 포도주, 녹차 등

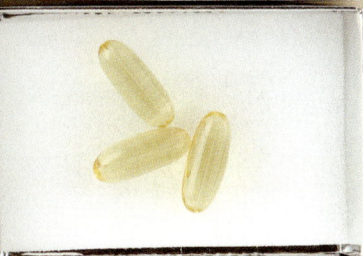

기능성 스트레칭 커플 스트레칭

어깨 피로 풀기

어깨의 피로가 풀리고, 맑은 정신, 신체 긴장 완화에 효과가 있다.

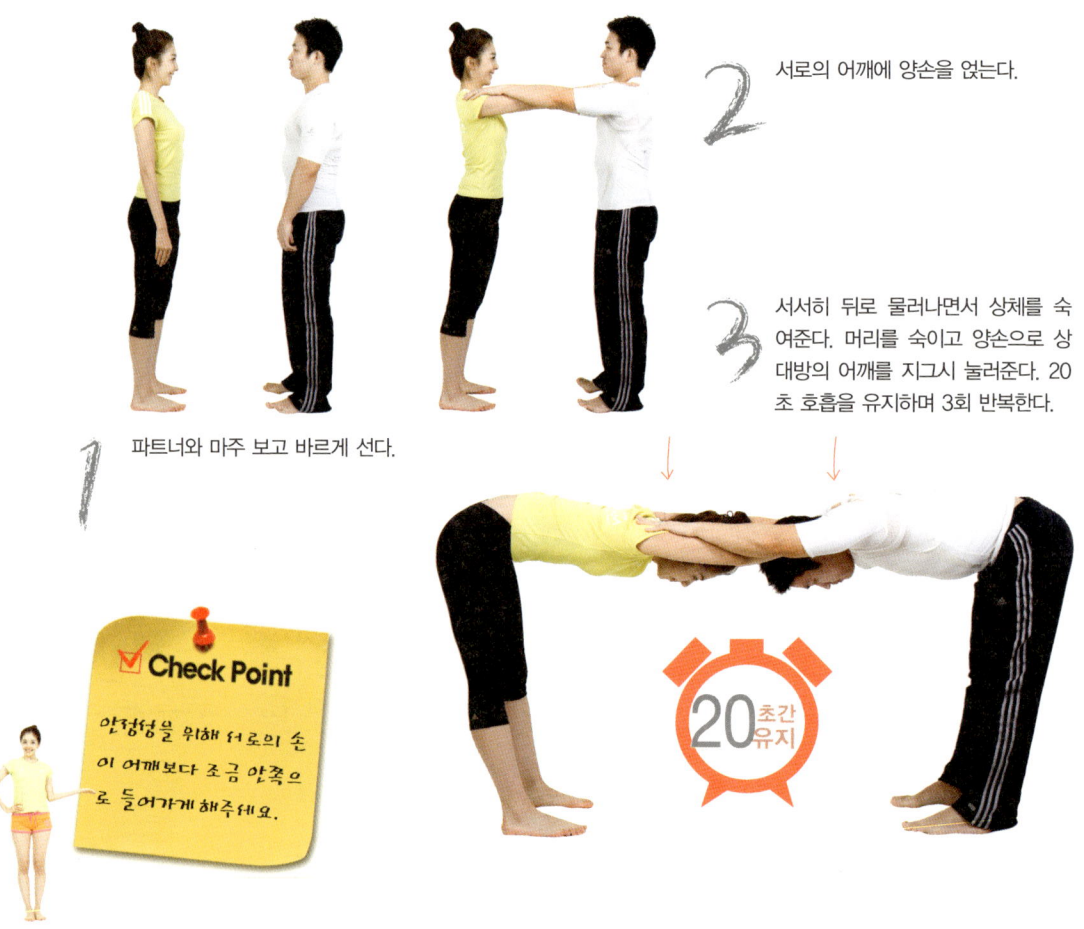

1. 파트너와 마주 보고 바르게 선다.
2. 서로의 어깨에 양손을 얹는다.
3. 서서히 뒤로 물러나면서 상체를 숙여준다. 머리를 숙이고 양손으로 상대방의 어깨를 지그시 눌러준다. 20초 호흡을 유지하며 3회 반복한다.

Check Point
안정성을 위해 서로의 손이 어깨보다 조금 안쪽으로 들어가게 해주세요.

20초간 유지

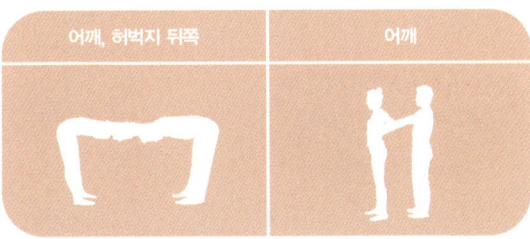

피로 해소시켜주기

가슴을 펴고 어깨를 뒤로 스트레칭 함으로써 피로 해소를 돕는다.

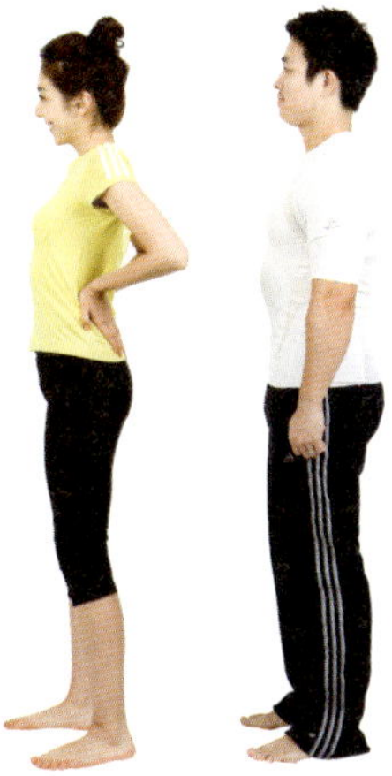

1. 먼저 하고자 하는 사람이 양손을 허리에 얹는다.

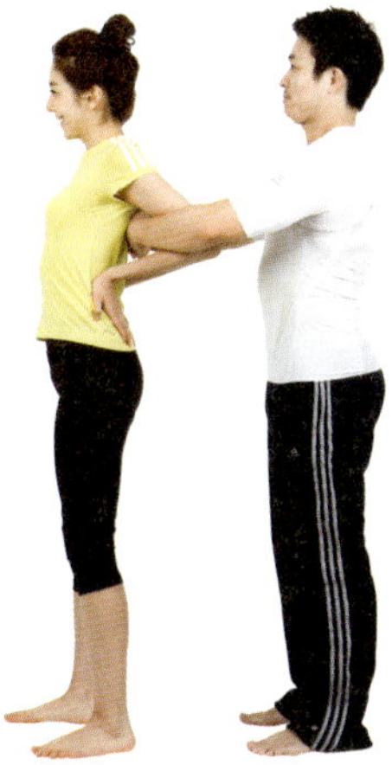

2. 보조자가 시행자의 뒤에 서서 구부린 팔 안쪽으로 양손을 감싸 안고 깍지를 끼워 등 위에 손을 댄다.

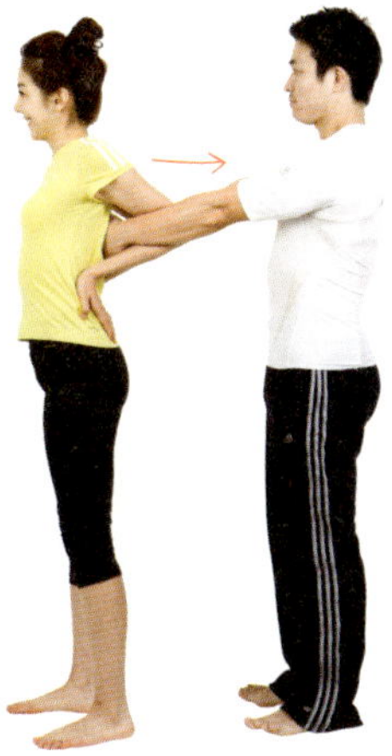

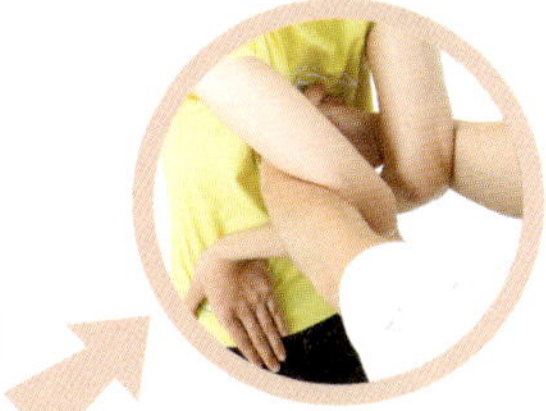

3. 보조자가 팔을 펴면서 시행자의 팔꿈치가 최대한 뒤로 젖혀지게 한다. 10~15초 유지한 후 파트너를 바꿔서 3회 반복한다.

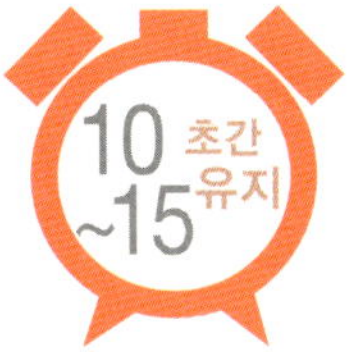

10~15초간 유지

Check Point

보조자가 지나치게 누르면 시행자가 어깨에 부상을 입을 수 있으니 조심!

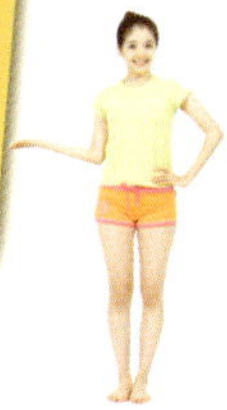

기능성 스트레칭 커플 스트레칭 · 의자 스트레칭

고관절 유연하게 만들기

요통 제거, 고관절의 탄력과 유연성을 돕는다.

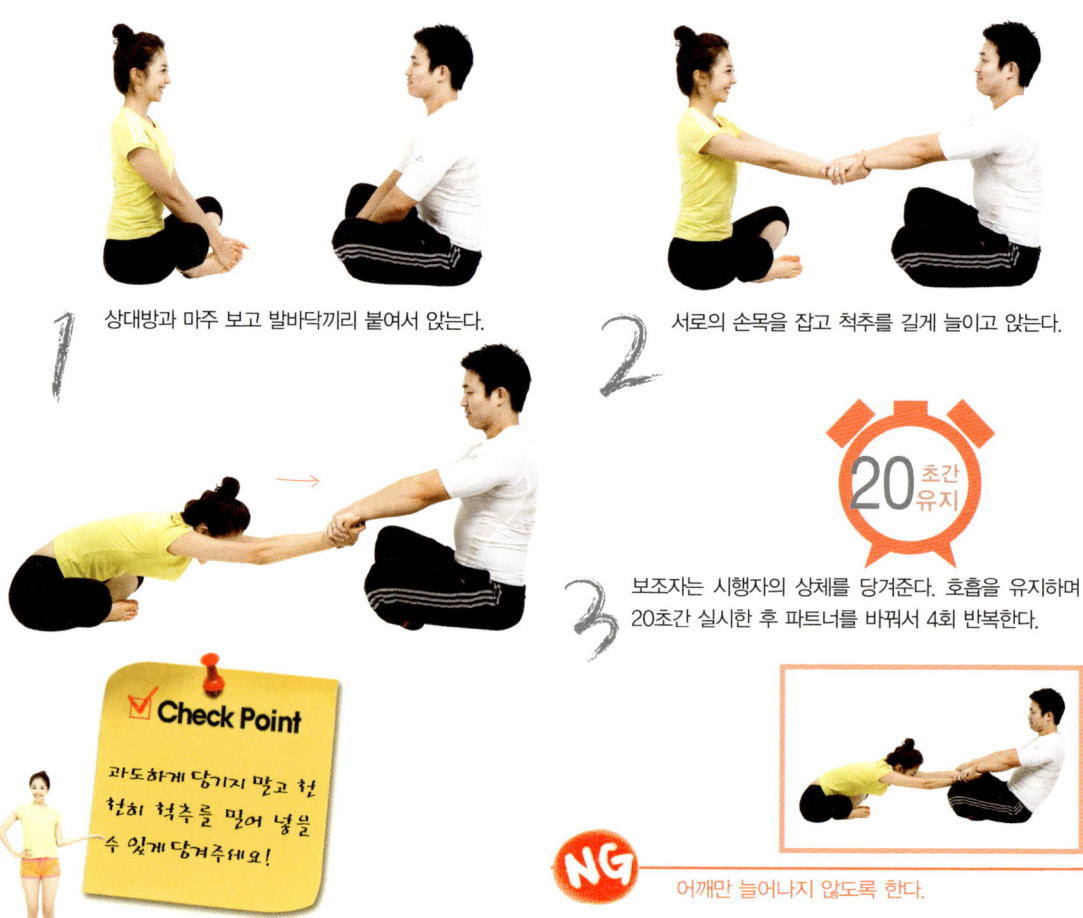

1. 상대방과 마주 보고 발바닥끼리 붙여서 앉는다.
2. 서로의 손목을 잡고 척추를 길게 늘이고 앉는다.
3. 보조자는 시행자의 상체를 당겨준다. 호흡을 유지하며 20초간 실시한 후 파트너를 바꿔서 4회 반복한다.

20초간 유지

Check Point
과도하게 당기지 말고 천천히 척추를 밀어 넣을 수 있게 당겨주세요!

NG 어깨만 늘어나지 않도록 한다.

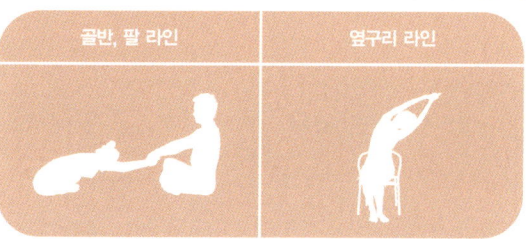

허리·옆구리 살 빼기

허리와 옆구리살 제거에 효과적이다.

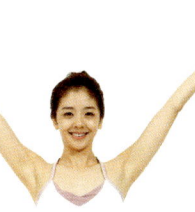

1 의자에 앉아 허리를 꼿꼿이 세우고 양쪽 다리는 가지런히 모은다.

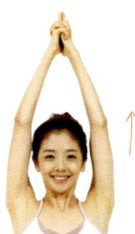

2 숨을 들이마시면서 양팔을 V자 모양으로 쭉 펼친다.

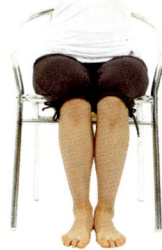

3 양손을 모아 하늘을 향해 쭉 뻗어 올린다.

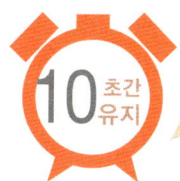

10초간 유지

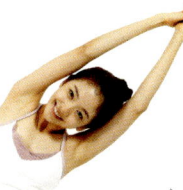

4 천천히 하나로 모은 양손을 잡고 왼쪽으로 내려간다. 이때 옆구리와 어깨가 스트레칭이 되고 척추는 앞으로 구부려지지 않도록 한다.

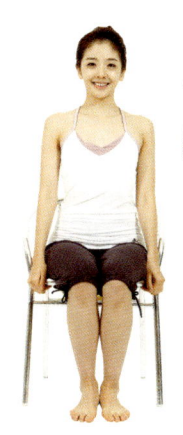

✓ **Check Point**

몸이 뒤쪽으로 넘어가지 않게 옆으로 내려주세요!

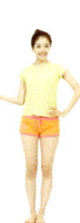

121

기능성 스트레칭 　의자 스트레칭

튼튼한 허리 만들기

옆구리 살 제거와 허리 안정화에 효과적이다.

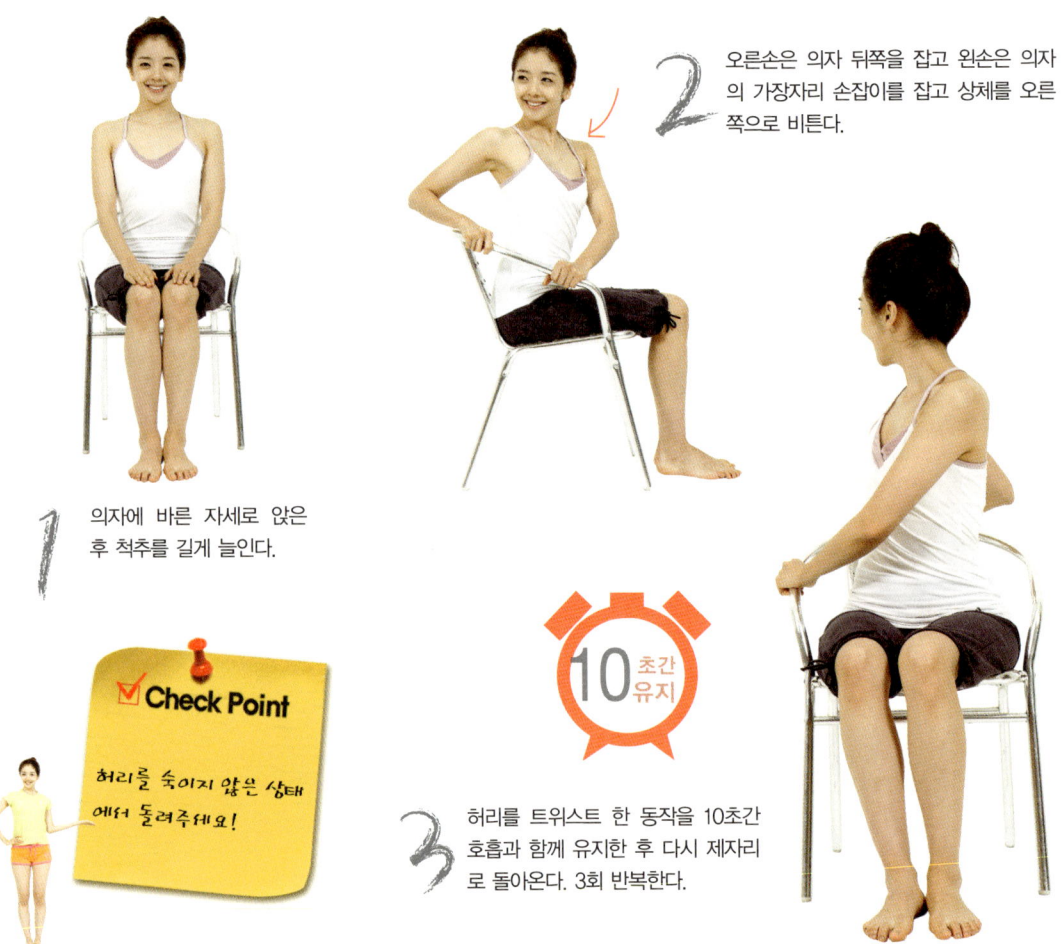

1 의자에 바른 자세로 앉은 후 척추를 길게 늘인다.

2 오른손은 의자 뒤쪽을 잡고 왼손은 의자의 가장자리 손잡이를 잡고 상체를 오른쪽으로 비튼다.

Check Point
허리를 숙이지 않은 상태에서 돌려주세요!

10초간 유지

3 허리를 트위스트 한 동작을 10초간 호흡과 함께 유지한 후 다시 제자리로 돌아온다. 3회 반복한다.

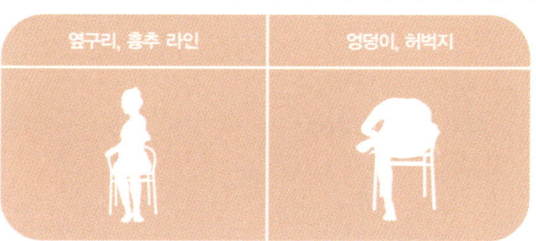

엉덩이 살 빼기

둔부 쪽 이완으로 엉덩이 살 제거에 좋다.

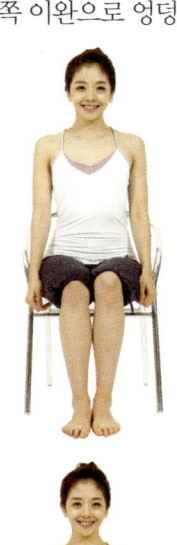

1 척추를 곧게 펴고 의자에 앉는다.

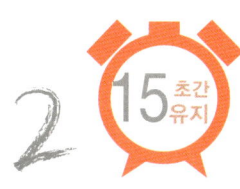

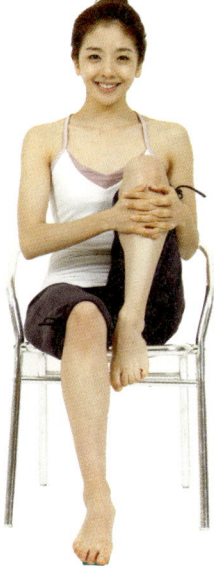

2 왼쪽 무릎을 의자 위로 올린 후 양손은 무릎 바로 아래를 잡아 가슴 쪽으로 부드럽게 당긴다. 약 15초간 유지한다.

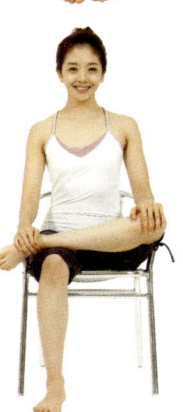

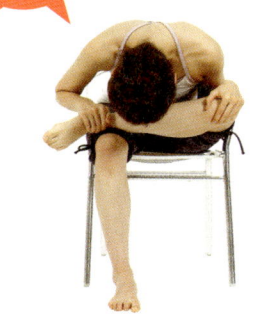

3 왼쪽 다리를 오른쪽 다리 위로 올려서 왼쪽 발목과 발을 오른쪽 무릎 바로 바깥쪽에 오게 한다.

4 천천히 숨을 들이쉬고 내쉬면서 상체를 앞쪽으로 기울여준다. 약 10초간 유지한 후 다리를 바꾸어 3회 반복한다.

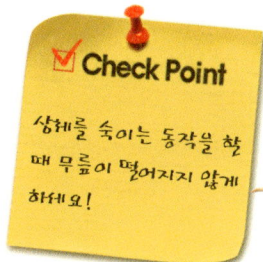

Check Point

상체를 숙이는 동작을 할 때 무릎이 떨어지지 않게 하세요!

기능성 스트레칭 집중력 UP 스트레칭

머리 맑게 하기

소화 기능을 돕고 척추 전체의 유연성을 증진시키고 뇌로의 혈류를 증가시켜 머리가 맑아진다.

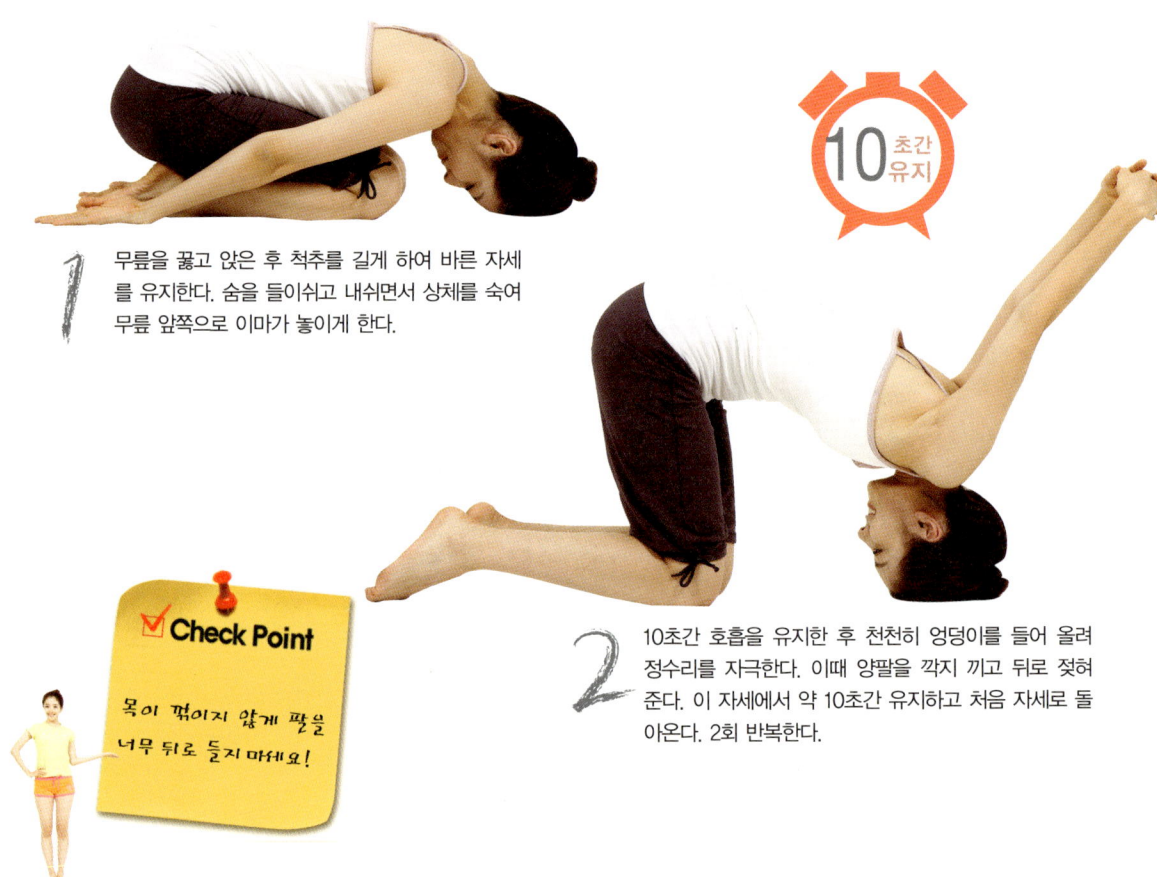

1 무릎을 꿇고 앉은 후 척추를 길게 하여 바른 자세를 유지한다. 숨을 들이쉬고 내쉬면서 상체를 숙여 무릎 앞쪽으로 이마가 놓이게 한다.

2 10초간 호흡을 유지한 후 천천히 엉덩이를 들어 올려 정수리를 자극한다. 이때 양팔을 깍지 끼고 뒤로 젖혀 준다. 이 자세에서 약 10초간 유지하고 처음 자세로 돌아온다. 2회 반복한다.

Check Point
목이 꺾이지 않게 팔을 너무 뒤로 두지 마세요!

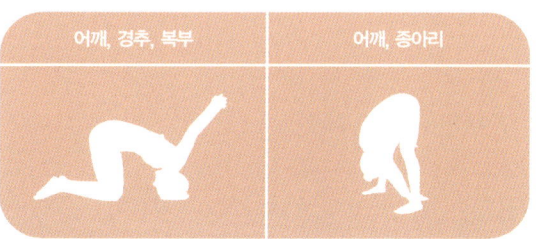

뇌 혈액순환 시키기

뇌로의 혈액순환을 원활하게 하고 굳은 어깨를 풀어줌으로써 피로 회복에 도움을 준다. 또한 좌골 신경통을 예방하고 엉덩이와 골반의 유연성을 키워준다.

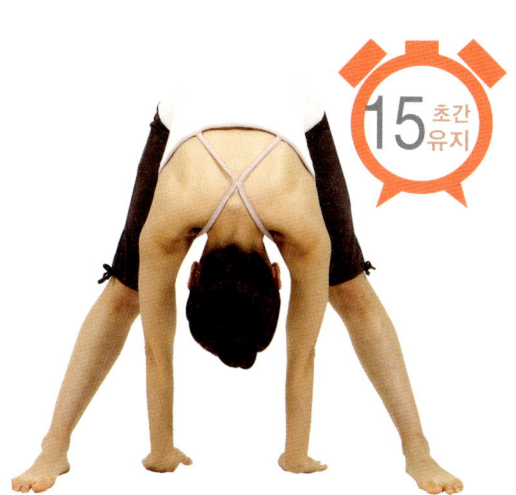

1 두 다리는 어깨 너비의 2배 반 정도로 벌리고 천천히 상체를 내린다. 15초간 호흡을 유지한다.

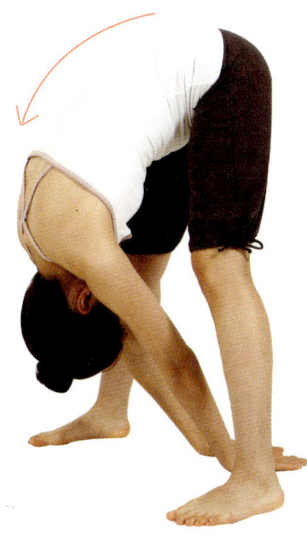

2 숨을 들이쉬고 내쉬면서 천천히 손을 다리 안쪽으로 밀어넣는다. 서서히 상체를 들어 올린다.

 갑자기 상체를 들어 올리면 현기증이 날 수 있으므로 척추 하나하나를 스트레칭하며 들어 올린다는 생각으로 천천히 올린다.

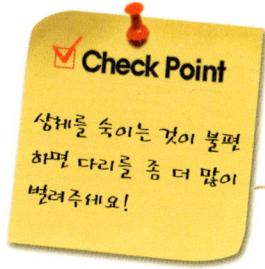

✓ Check Point

상체를 숙이는 것이 불편하면 다리를 좀 더 많이 벌려주세요!

기능성 스트레칭

활기 불어넣기

어깨와 척추, 안쪽 허벅지까지 고르게 스트레칭 되어 전신의 혈액순환을 돕고 온몸에 활기를 불어 넣어준다.

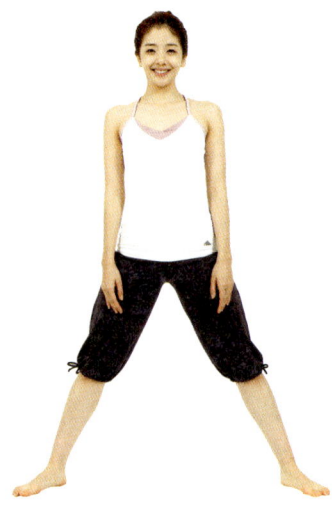
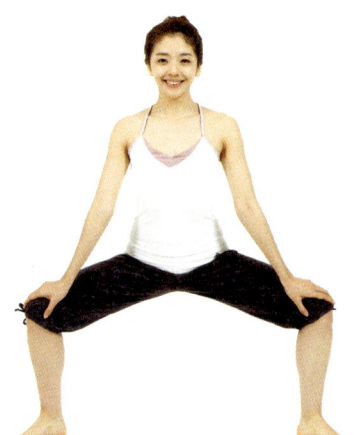
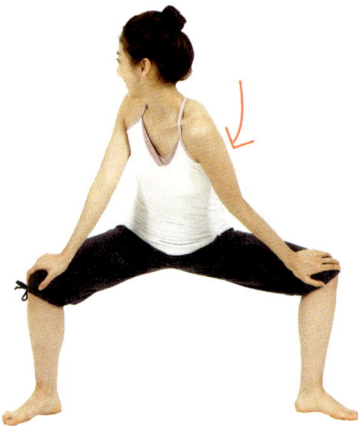

1. 다리를 어깨너비보다 넓게 벌리고 서서 무릎을 구부린다.

2. 두 손은 양 무릎 위에 올리고 상체는 앞으로 숙인다. 시선은 정면을 본다.

3. 오른쪽 무릎 안쪽을 바깥쪽으로 밀면서 오른쪽 어깨 쪽으로 고개를 돌리고 시선은 오른쪽을 본다. 좌우 번갈아 10회 반복한다.

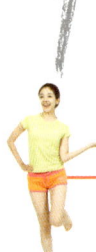

Check Point!
발은 움직이지 말고 밀어내는 팔의 팔꿈치도 구부리면 안돼요!

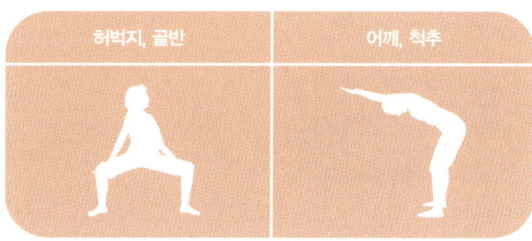

어깨 풀어주기

어깨의 피로 해소, 상체의 긴장을 완화시키는 효과가 있다.

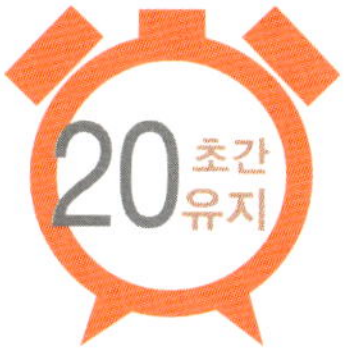

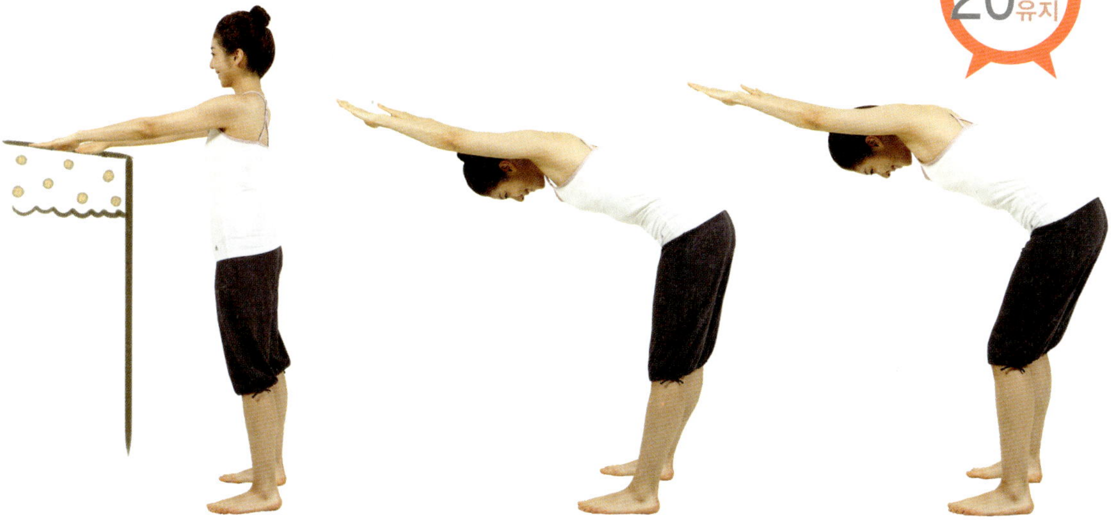

1 두 손을 어깨 너비로 벌려 부엌 선반 또는 식탁 위에 놓고 선다.

2 상체를 숙이고 머리는 팔과 나란히 되는 위치까지 숙인다.

3 무릎을 약간 구부리고 엉덩이는 두 발 위쪽에 똑바로 위치해야 하며, 숨쉬기는 규칙적으로 한다. 20초 동안 유지한다.

| 기능성 스트레칭 | 주방 스트레칭 |

지방 분해하기

허리를 비튼 자세에서 이루어지는 호흡은 신체 노폐물을 제거하고 지방을 분해하는 데 효과적이다.

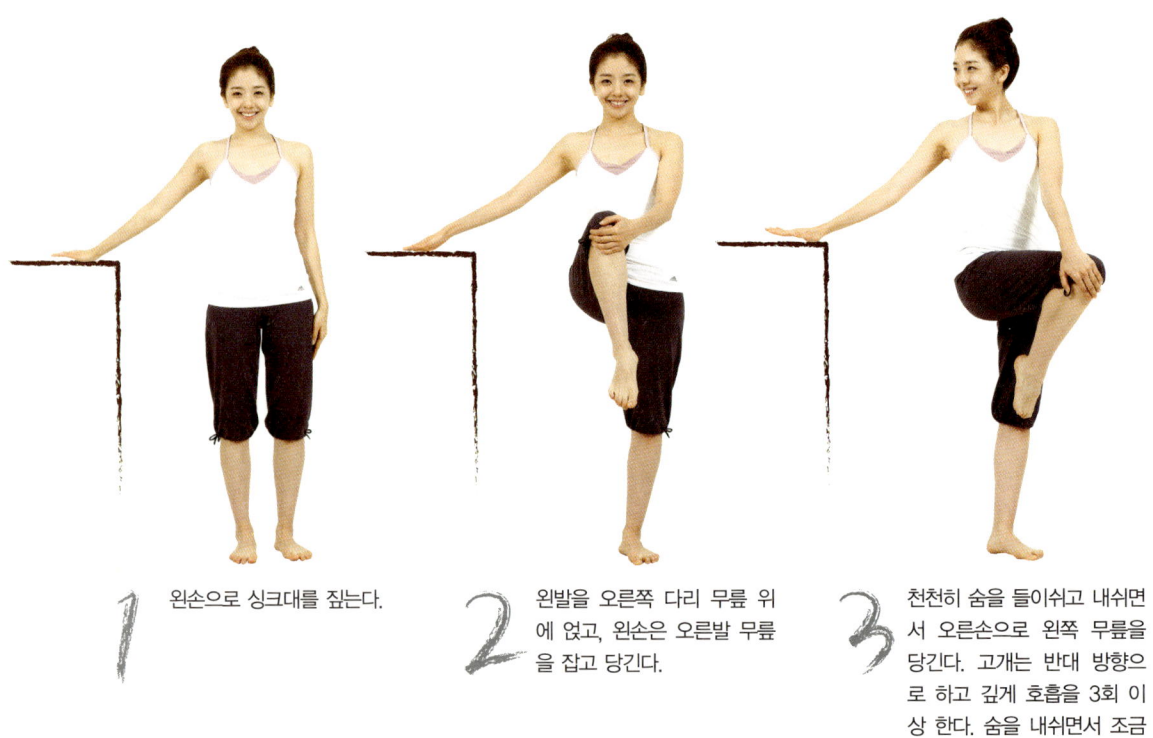

1. 왼손으로 싱크대를 짚는다.

2. 왼발을 오른쪽 다리 무릎 위에 얹고, 왼손은 오른발 무릎을 잡고 당긴다.

3. 천천히 숨을 들이쉬고 내쉬면서 오른손으로 왼쪽 무릎을 당긴다. 고개는 반대 방향으로 하고 깊게 호흡을 3회 이상 한다. 숨을 내쉬면서 조금씩 더 몸을 비틀어준다.

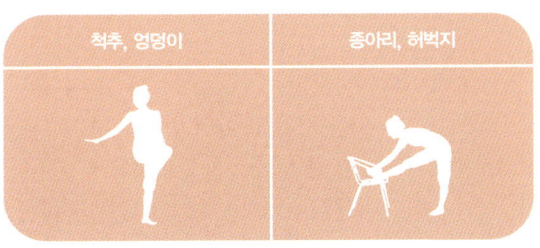

다리 피로 풀어주기

몸의 순환을 원활하게 하고 다리의 피로를 풀어 다리 선을 예쁘게 가꿔준다.

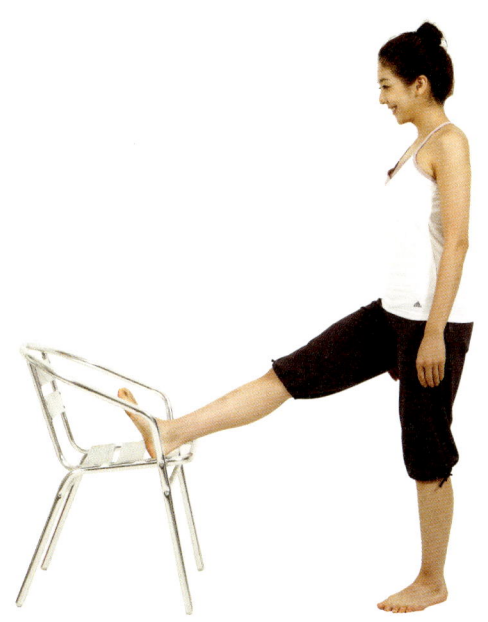

1 바르게 선 자세에서 왼쪽 다리를 들어 의자 위에 얹는다.

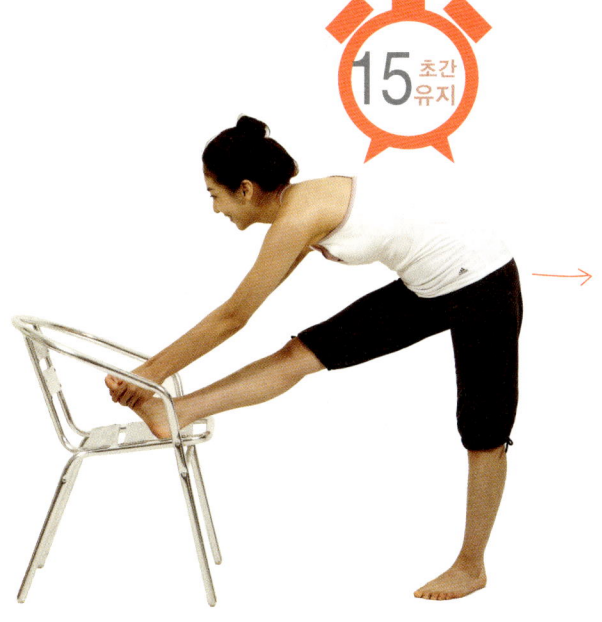

2 천천히 엉덩이를 뒤로 빼고 호흡을 내쉬면서 상체를 좀 더 깊숙이 숙인다. 자극이 오면 깊은 호흡으로 15초간 유지한다. 반대쪽도 같은 방향으로 4회 반복한다.

기능성 스트레칭 주방 스트레칭 · 오피스 스트레칭

다리 체지방 분해하기

다리의 혈액순환을 원활하게 하고 체지방 분해를 통해 예쁜 허벅지 라인을 만든다.

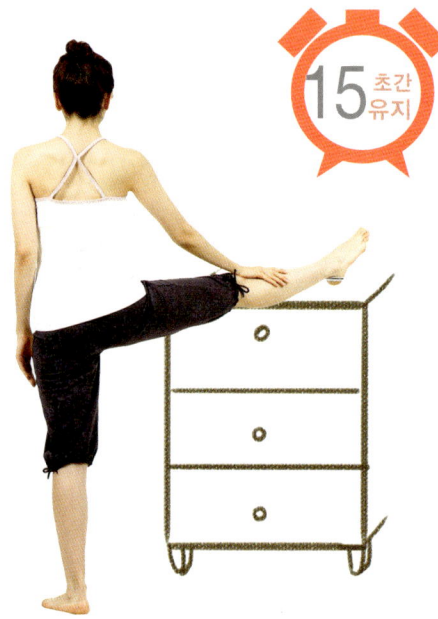

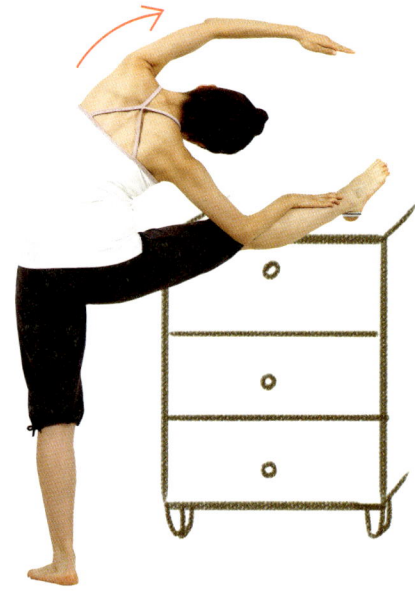

1 오른쪽 다리를 들어 주방 선반 위에 올려놓고 다리를 뻗는다.

2 엉덩이와 척추를 일직선으로 유지하면서 숨을 내쉬며 왼쪽 다리를 구부려 오른쪽 다리를 스트레칭 해준다. 다시 상체를 오른쪽으로 숙이면서 왼쪽 팔을 옆으로 뻗어 오른쪽 발목에 닿게 한다. 자극이 오면 깊은 호흡으로 15초간 유지한다. 반대쪽도 같은 방향으로 4회 반복한다.

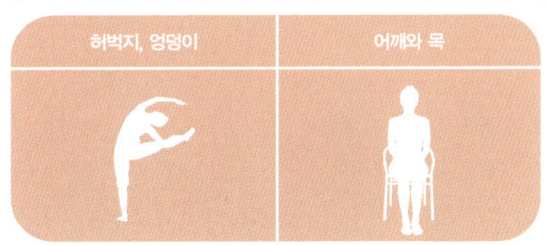

뇌에 산소 공급해주기

스트레스로 인해 굳은 어깨(승모근)가 풀어지면서 어깨와 목 주변의 혈액순환이 원활해져 뇌에 산소를 공급한다.

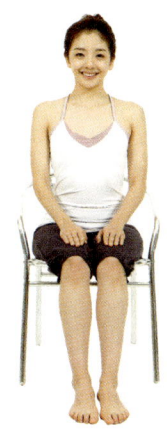

1 손을 무릎에 놓은 상태로 의자에 편히 앉는다.

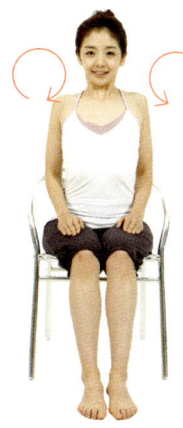

2 숨을 들이마시면서 양쪽 어깨를 둥글게 원을 그린다는 느낌으로 뒤로 돌려준다.

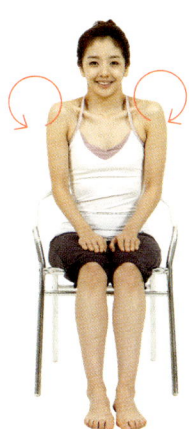

3 이번에는 양쪽 어깨를 앞으로 돌려준다.

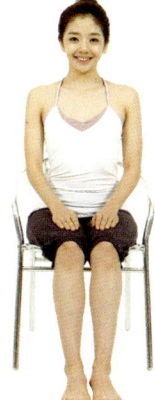

4 숨을 내쉬면서 풀어준다. 5회 반복한다.

기능성 스트레칭 오피스 스트레칭

두통을 없애주는 목 늘리기

목 부위의 혈액 공급이 원활해져 머리가 맑아진다.

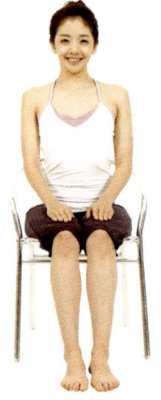

1 손을 무릎에 놓은 상태로 의자에 편히 앉는다.

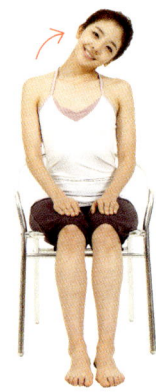

2 숨을 들이쉬고 내쉬면서 목을 왼쪽으로 기울인다.

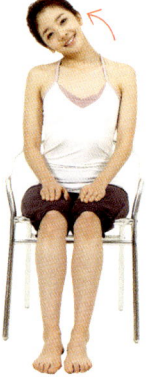

3 이번에는 목을 오른쪽으로 움직인다.

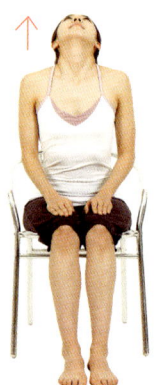

4 이번에는 목을 뒤로 넘긴다.

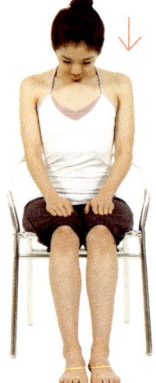

5 마지막으로 목을 앞으로 숙인다. 천천히 돌려주면서 당기는 부위에 집중한다.

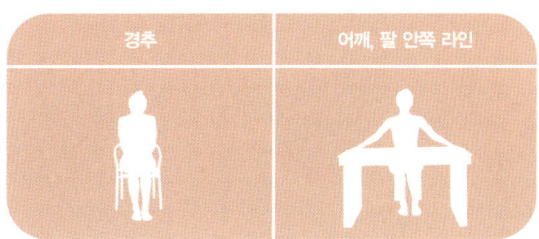

굳은 어깨 풀어주기

장시간 컴퓨터 작업으로 굳은 어깨의 이완을 돕는다.

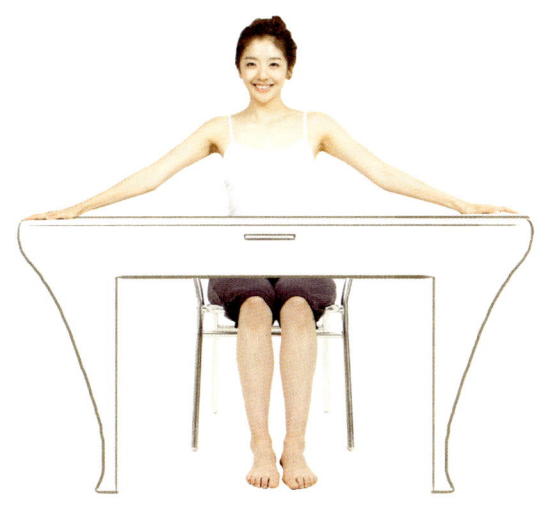

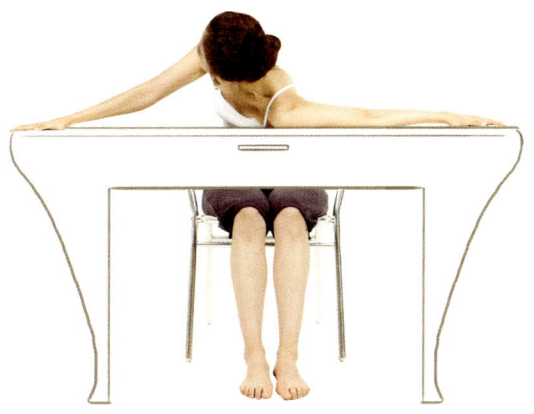

1 책상 앞에 앉아서 양팔을 넓게 벌려 책상 끝을 잡는다.

2 어깨를 책상 모서리 면에 붙인다. 얼굴을 한쪽으로 돌리고 그쪽 팔은 직각이 되도록 구부린다. 5회 반복한다.

> 기능성 스트레칭

머리 맑게 하기

가볍게 두뇌를 자극하면서 머리를 맑게 하는 효과를 준다.

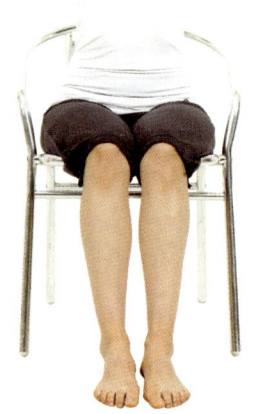

1 양손 끝으로 두개골을 골고루 두드려준다.

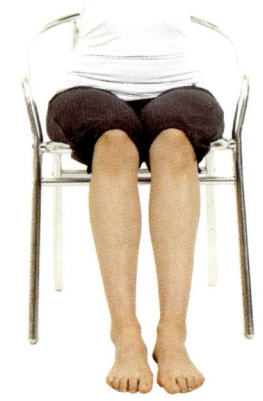

2 측두엽이 있는 귀 주변은 손가락으로 3~5초 정도 천천히 지압해주고, 귀를 잡아당기듯 마사지해준다.

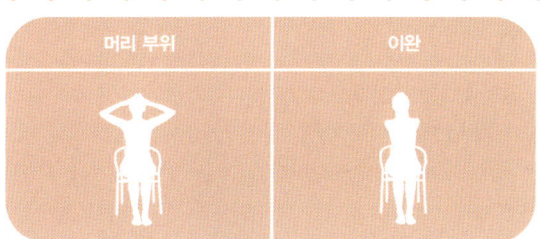

눈 피로 풀기

눈이 밝아지고 집중력을 강화하는 데 도움이 된다.

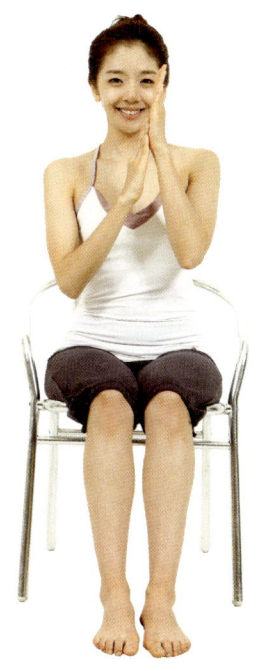

1 양 손바닥을 뜨겁게 마찰시킨다.

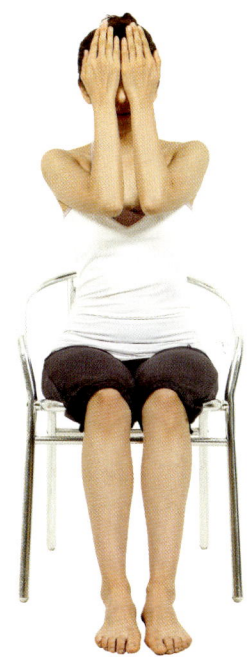

2 마찰된 양 손바닥을 눈꺼풀 위에 덮고 눈을 상하좌우로 돌려준다. 이마 양 옆의 관자놀이도 눌러주고 마지막으로 얼굴 전체를 골고루 쓸어준다.

> 기능성 스트레칭

척추 바로 세우기

골반과 엉덩이의 군살을 빼주면서 탄력을 높여준다.

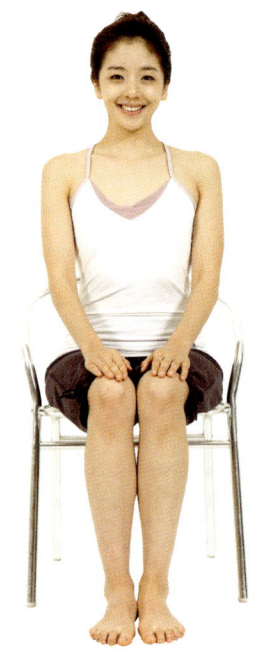

1 오른손을 왼쪽 무릎에 올려놓은 상태에서 편안히 앉는다.

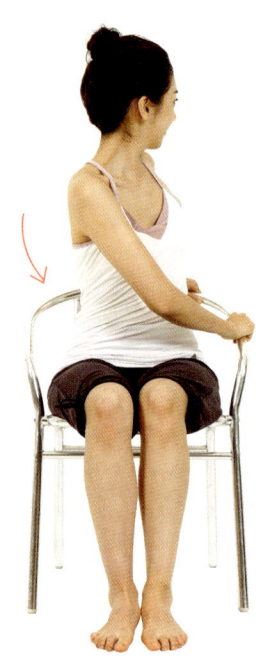

2 숨을 들이마시면서 허리를 최대한 왼쪽으로 틀어준다.

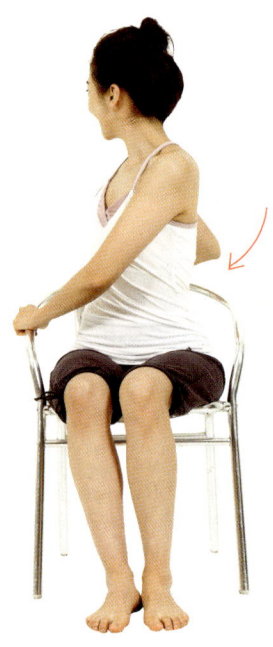

3 숨을 내쉬면서 원 위치, 의식을 척추에 집중하면서 허리를 오른쪽으로 틀어준다. 좌우 교대로 한다.

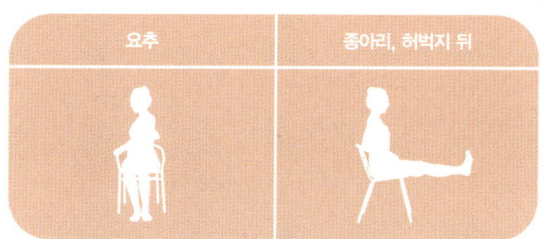

다리 부기 빼기

장시간 업무로 인한 하체의 부종을 줄이고 하체의 혈액순환을 돕는다.

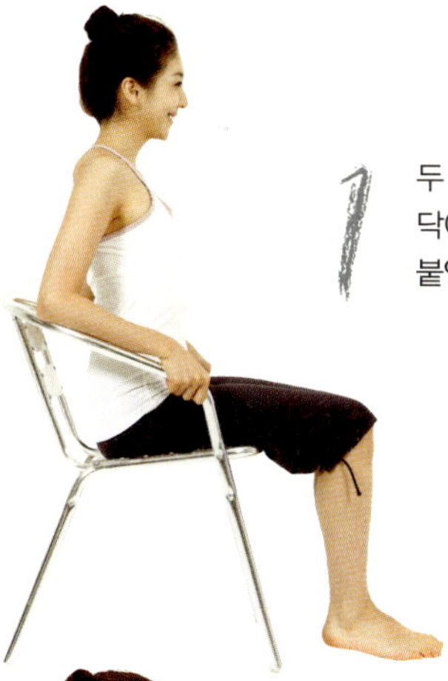

1. 두 손을 뒤로 한 채 의자 바닥이나 옆을 잡고 두 다리를 붙인다.

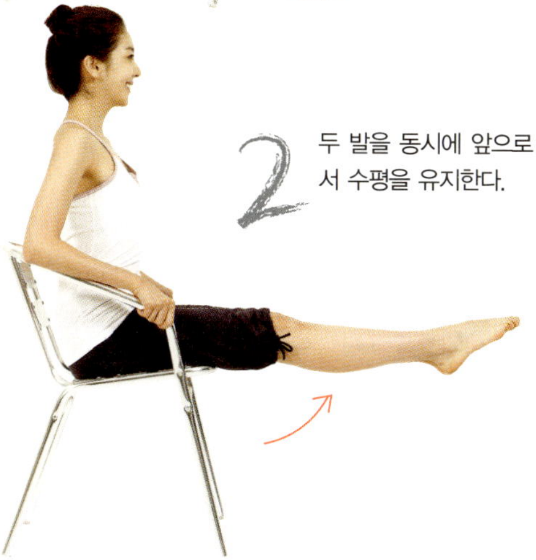

2. 두 발을 동시에 앞으로 쭉 펴서 수평을 유지한다.

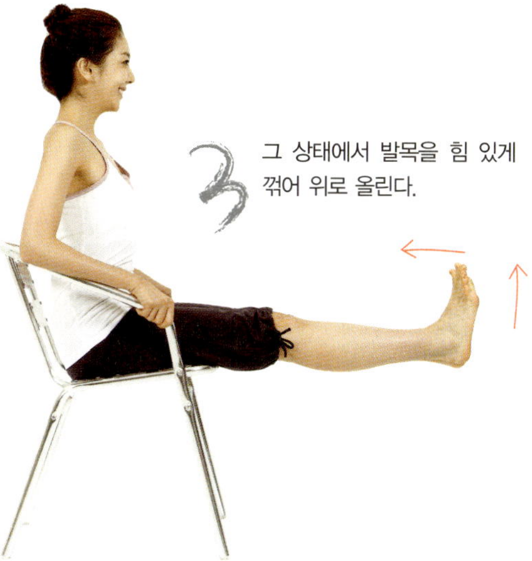

3. 그 상태에서 발목을 힘 있게 꺾어 위로 올린다.

기능성 스트레칭

손목 관절 풀어주기

손가락과 손목, 어깨 관절을 반복해서 사용하는 사람에게 적당한 동작이다. 뻣뻣하게 굳은 손목 관절을 시원하게 풀어주고 어깨를 이완시켜준다.

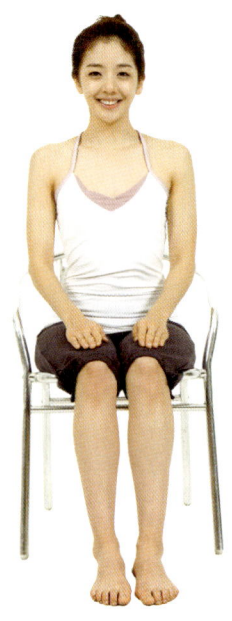

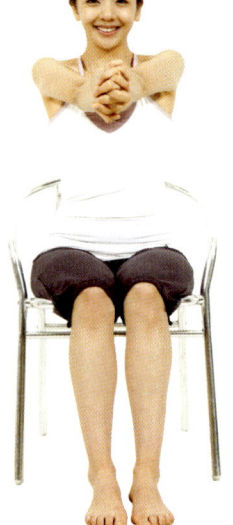

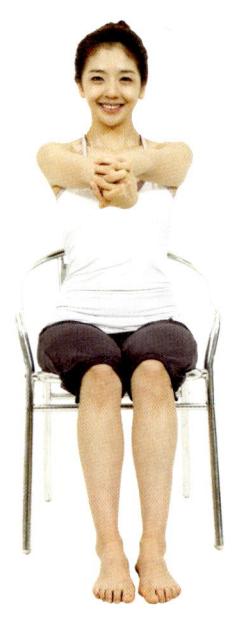

1. 양손을 무릎 위에 올리고 편안하게 앉는다.

2. 양손을 엇갈려 깍지 낀 후 앞으로 쭉 뻗는다.

3. 손목을 안쪽으로 돌려 뻗어준다. 4회 반복하며 호흡을 유지한다.

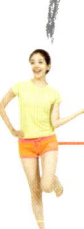

Check Point!
어깨가 많이 굳은 사람일수록 팔을 뻗기가 힘들답니다!

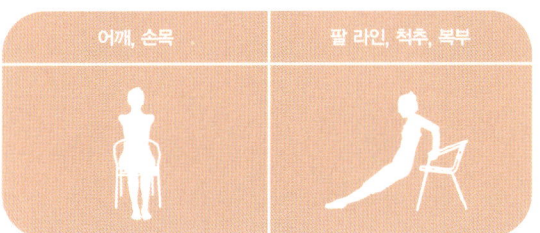

신체 단련하기

주로 앉아서 생활하는 현대인의 생활 패턴으로 인해 점점 약해지는 신체를 단련시킴으로써 과부하 걸린 머리를 시원하게 식힐 수 있다.

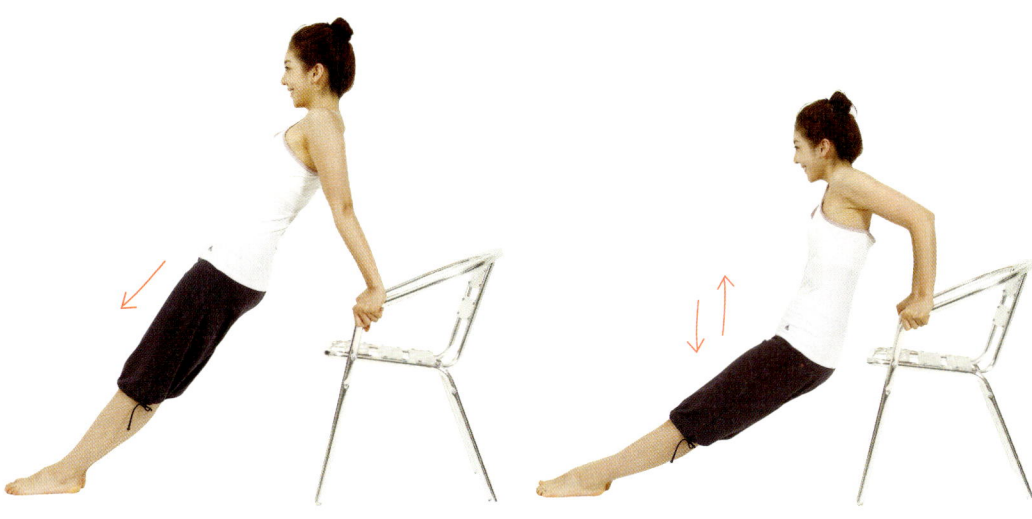

1. 손으로 의자 끝을 잡은 상태에서 양 다리를 쭉 편다.

2. 천천히 팔을 굽혀 앉았다 일어서기를 30회 이상 한다. 이때 하체를 너무 심하게 앞으로 당기면 팔에 무리가 갈 수 있으니 주의한다.

Let's Break~!

간질간질~ 간지러운 이유가 있었다?!

세탁기 & 침대, 세균과 동거 현장

Zoom In 세탁기

세탁기 속 이상한 냄새, 대체 어디서 나는 걸까?

세탁 후 깨끗해야 할 빨래에 거뭇한 이물질이나 희끗한 찌꺼기가 묻어 나온다면 세탁기를 청소해달라는 뜻으로 받아들여도 좋다. 이 신호는 냄새로도 확인할 수 있다. 세탁기 내부에 얼굴을 집어넣었을 때, 빨래한 옷감에서 퀴퀴한 냄새가 나면 세탁기 내부에 곰팡이나 찌꺼기가 쌓였을 가능성이 높다.

이런 세탁기 내에서 빤 옷들에는 세탁기 내의 여러 물질들이 묻어나오게 된다. 아토피나 알레르기가 있는 아이들에게는 증상을 더 악화시키는 원인이 되기도 한다. 최근에는 이러한 문제를 해결하기 위해 세탁조클리너가 출시되고 있다. 정기적으로 사용하면 곰팡이 발생을 예방할 수 있지만 이미 더러워진 세탁기를 원상 복귀하기에는 효과가 미미하다. 때문에 1년에 한 번 정도는 세탁기를 분해해서 내부의 틈까지 깔끔하게 청소해주는 것이 좋다.

Tip >> 평소 세탁기 이렇게 관리하세요!

1. 곰팡이는 물이 고여 있고 습한 곳에서 서식한다. 따라서 세탁하지 않을 때는 세탁기 뚜껑을 항상 열어두자.
2. 액체세제를 사용한다. 가루세제를 사용할 경우 뜨거운 물에 입자를 완전히 녹여서 사용한다.
3. 화장실 안에 둔 세탁기는 베란다에 둔 세탁기보다 습도가 높기 때문에 곰팡이가 더 잘 생긴다. 가능하면 공기가 잘 통하는 곳에 세탁기를 놓는다.
4. 항상 거름망에 구멍이 나 있는지 확인한다. 세탁조 옆에 붙어 있는 먼지 거름망에 피어 있는 검은 곰팡이가 다른 곳으로 번질 위험이 있으니 수시로 체크해 제거한다.
5. 드럼 세탁기의 경우 세제를 걸러주는 거름망이 없기 때문에 좀 더 신경을 써야 한다. 고무 파킹 부분에 물이 고이는 경우가 많은데 물기를 자주 제거해 줘야 곰팡이가 덜 생긴다. 키친타월을 2장 정도 접어서 고무 파킹 접히는 곳에 끼우고, 락스를 뿌린 다음 5~6시간 정도 두었다가 헹굼, 탈수를 해주면 세탁기를 좀 더 오래도록 깨끗하게 사용할 수 있다.

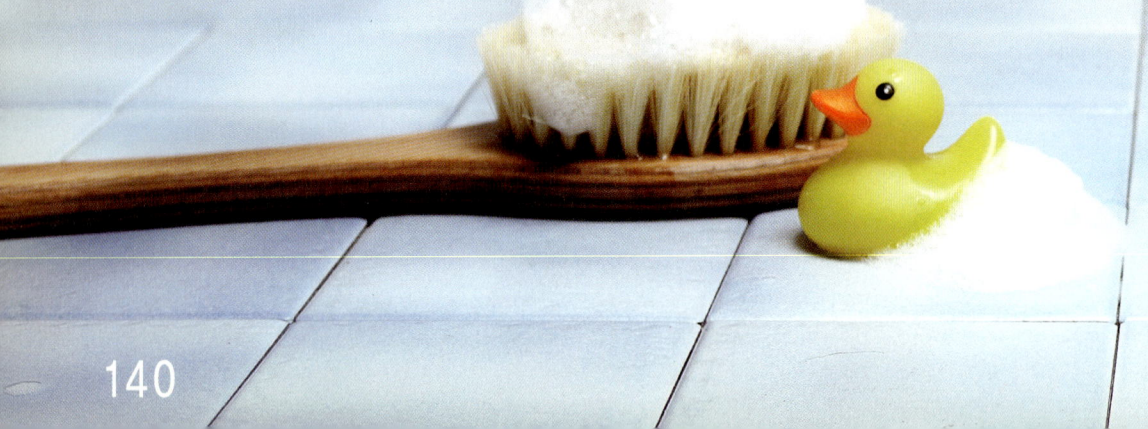

Zoom In 침대

밤새 간지러운 피부, 자고 일어나도 가뿐하지 않다면?

마침표 글자의 절반 크기, 날카롭게 구부러진 갈퀴와 빨판, 어두운 곳을 좋아하며 사람들에게 알레르기를 일으키는 '그것'의 정체는 집먼지 진드기다. 평생 매트리스, 이불, 소파처럼 빛이 들지 않는 섬유 속에 숨어 사람 몸에서 떨어진 각질, 때 등을 먹이로 삼는다.

일반적으로 집먼지 진드기가 알레르기나 아토피의 원인이 된다는 것이 정설이지만 엄밀히 말하자면 진드기 자체가 아니라 그들의 배설물 때문이다. 인형이나 이불의 집먼지 진드기는 56도 이상의 물로 세탁해주면 되지만, 부피가 큰 매트리스나 소파는 청소하기 쉽지 않다. 진드기를 죽이기 위한 스팀 청소기, 살충제, 분사식 알레르기 중화제 등 다양한 상품이 나와 있지만 어떤 제품이라도 완벽하지는 않다. 알이나 애벌레, 진드기 배설물까지 완전히 없애는 건 어렵기 때문이다. 침대 매트리스는 진드기를 차단하는 특수 재질 섬유로 감싼다. 침구는 합성섬유 재질을 피하고 가급적 면 제품을 사용한다. 수시로 햇볕에 말리고 털어주는 것도 중요하다. 청소를 시작할 때는 먼지를 흡입하지 않도록 창문을 열거나 마스크를 쓴다.

Tip >> 평소 침대는 이렇게 관리하세요!

1. 주기적으로 매트리스를 털어준다. 창문을 연 채 납작한 방망이를 들고 두드려 주며, 이 과정 후에는 청소기로 주변을 정리해준다.
2. 매트리스는 3개월에 한 번씩 좌우로 돌려 사용하고 6개월에 한 번은 상하를 뒤집어준다.
3. 매트리스 커버는 1주일에 한 번 세탁해 준다. 집먼지 진드기가 뚫고 올라오지 못하는 알레르기 방지 커버를 사용한다.
4. 섬유탈취제를 사용하는 것보다 소독용 알코올을 구입해 뿌려주면 살균 소독이 된다.

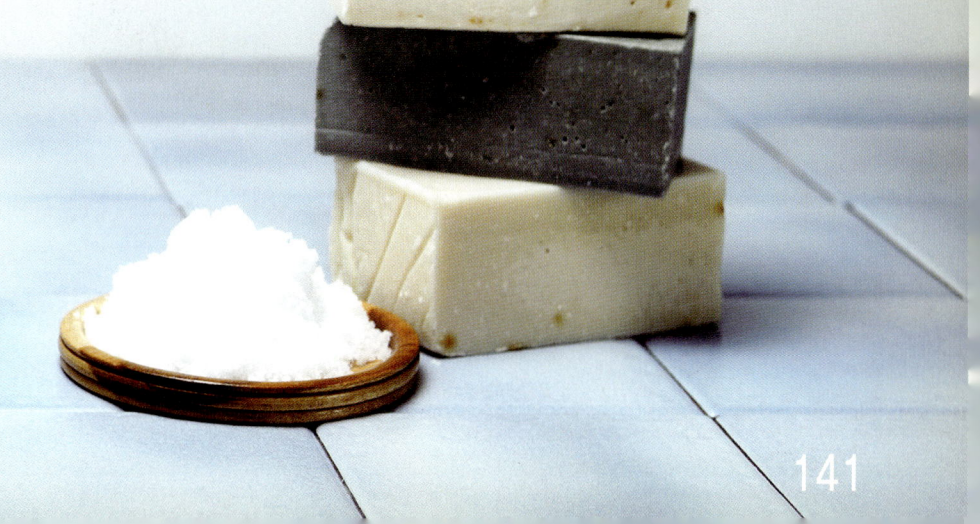

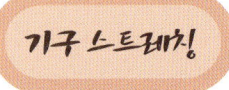 **기구 스트레칭** 밴드

종아리 스트레칭

종아리 스트레칭을 통해 종아리 라인이 예뻐지고 지방분해에 효과적이다.

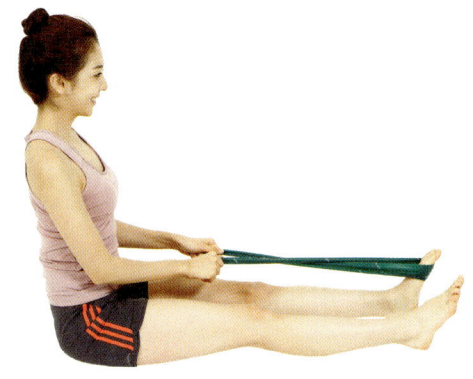

1 밴드를 발바닥에 대고 교차시켜 양손으로 잡아준다.

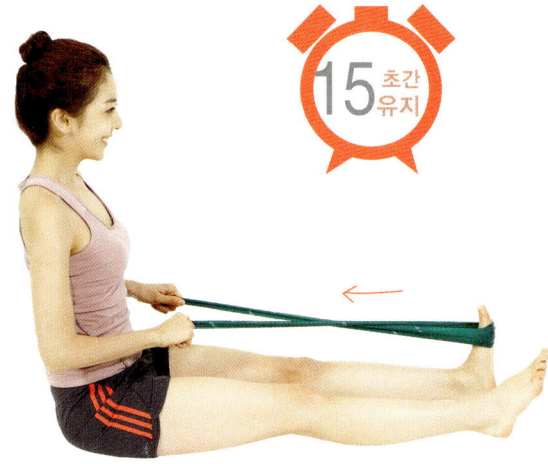

2 이때 발바닥 중 위쪽에 밴드를 위치시키고 허리를 펴면서 몸 쪽으로 당겨준다. 약 15초간 유지 후 3회 이상 실시한다.

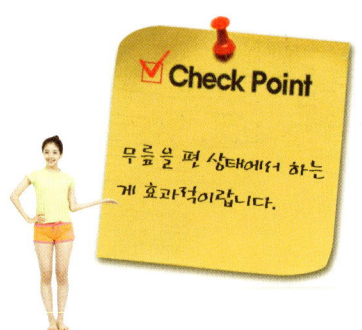

Check Point
무릎을 편 상태에서 하는 게 효과적이랍니다.

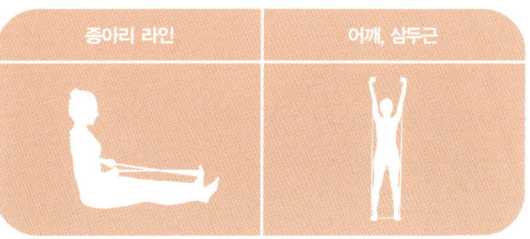

어깨 스트레칭

어깨와 팔 라인을 아름답게 다듬어주며 테라밴드의 탄성을 이용하여 효과를 배가시킬 수 있다.

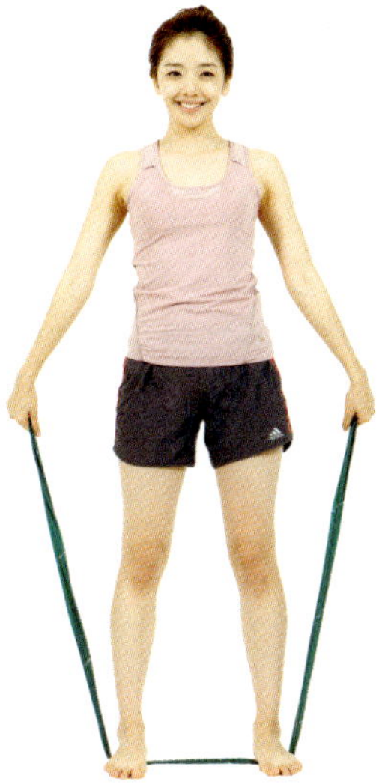

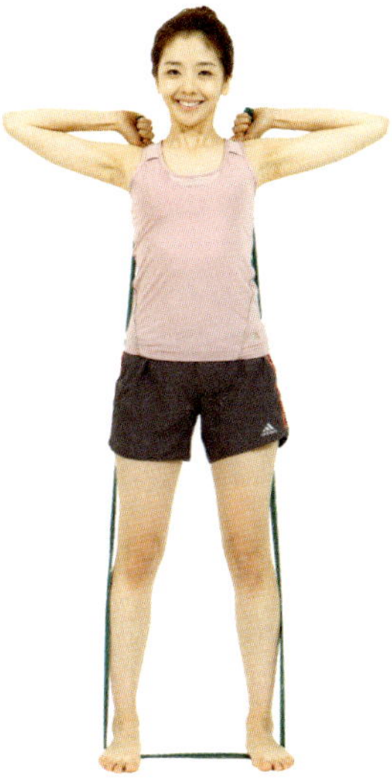

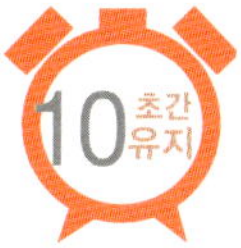

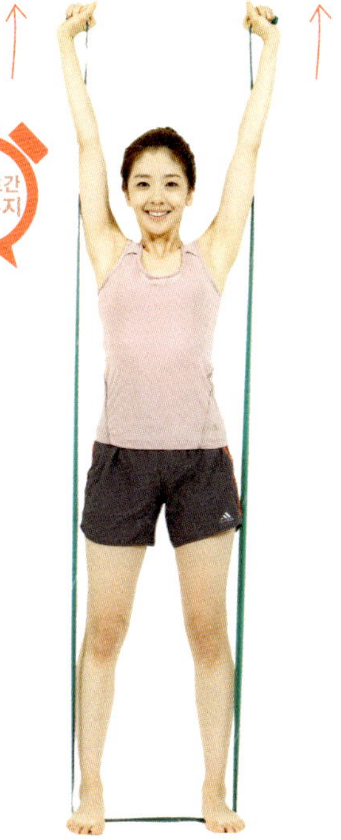

1 양발을 어깨너비로 선 다음 테라밴드 중간을 밟고 선다.

2 양손으로 테라밴드의 끝을 잡고 척추를 바르게 세운 후 뒤로 팔을 구부려준다.

3 숨을 들이시고 내쉬면서 양팔을 곧게 펴준다. 10초간 정지 후 3회 반복한다.

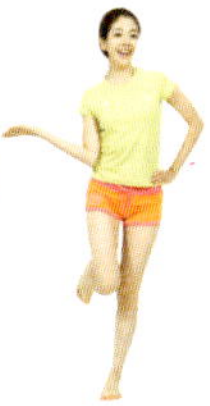

Check Point!
양쪽 팔이 함께 올라가게 하세요!

기구 스트레칭   덤벨

옆구리 스트레칭

옆구리 살 제거에 효과적이고 유연하지 않은 사람은 덤벨 무게를 무겁게 하면 조금 더 효과를 볼 수 있다.

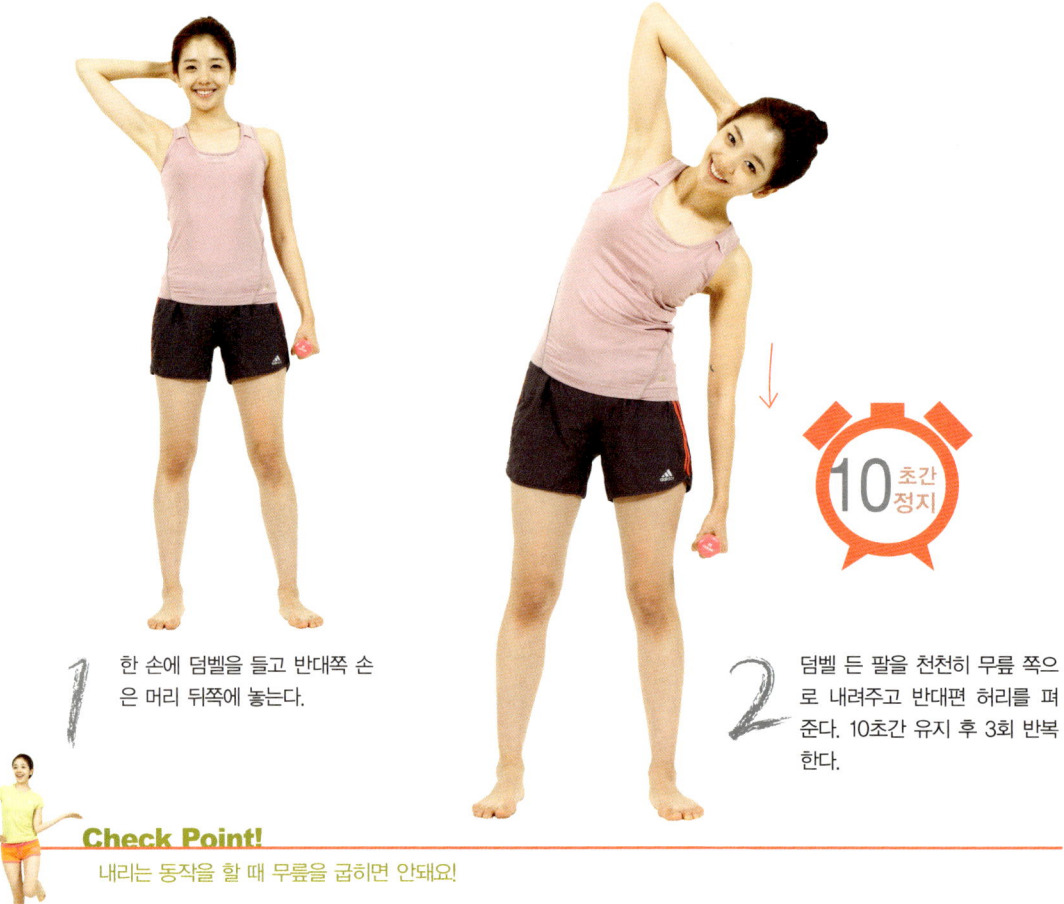

1. 한 손에 덤벨을 들고 반대쪽 손은 머리 뒤쪽에 놓는다.

2. 덤벨 든 팔을 천천히 무릎 쪽으로 내려주고 반대편 허리를 펴준다. 10초간 유지 후 3회 반복한다.

10초간 정지

Check Point!
내리는 동작을 할 때 무릎을 굽히면 안돼요!

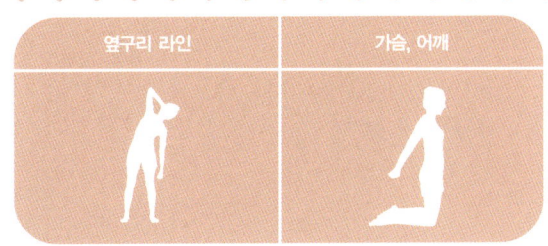

굽은 어깨 교정하기

굽은 어깨를 펴주고 어깨의 혈액순환을 돕는다.

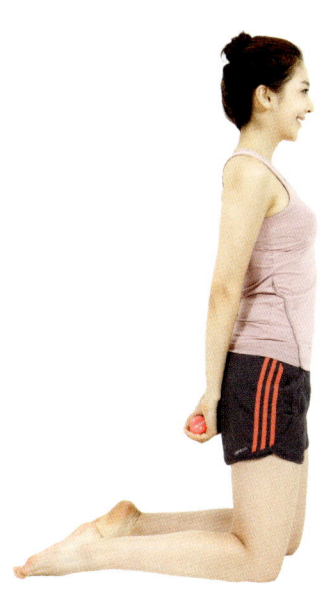

1 덤벨 한 개를 뒤로 쥐고 무릎을 꿇어 L자로 앉는다.

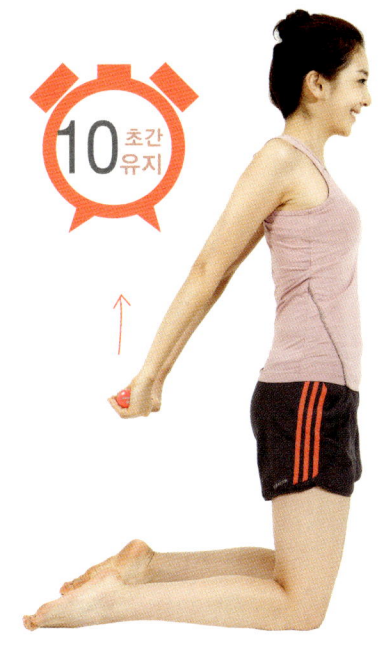

2 숨을 내쉬고 들이쉬며 가슴을 편 상태에서 양 팔을 뒤로 젖히고 올려줄 수 있을 만큼 올려 준다. 10초간 동작을 유지한 후 내쉬는 숨에 돌아온다. 4회 반복한다.

Check Point!

팔을 과도하게 올리려다가 상체가 숙여지면 스트레칭 효과가 없답니다.

기구 스트레칭   볼

척추 펴기

척추가 펴지고 뭉친 가슴을 이완시킨다.

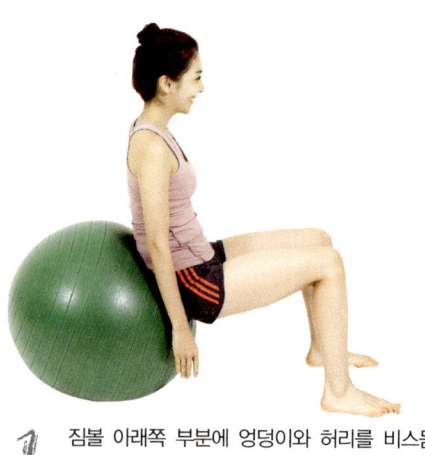

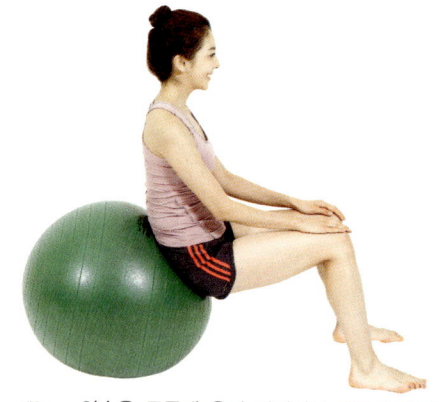

1 짐볼 아래쪽 부분에 엉덩이와 허리를 비스듬히 대고 앉는다.

2 양손을 무릎에 올린 상태에서 천천히 짐볼에 몸을 기댄다.

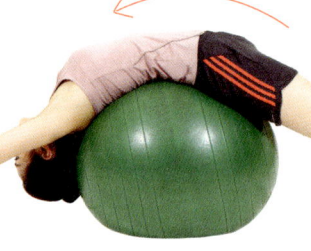

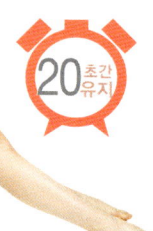

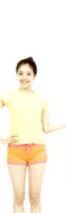

Check Point
처음 앉는 동작을 할 때 짐볼 옆 부분에 엉덩이를 대고 다리를 벌리고 앉아야 편해요!

3 볼에 기대면서 뒤로 누운 채 약 20초간 몸의 힘을 빼고 자세를 유지한 후 돌아온다. 3회 반복한다.

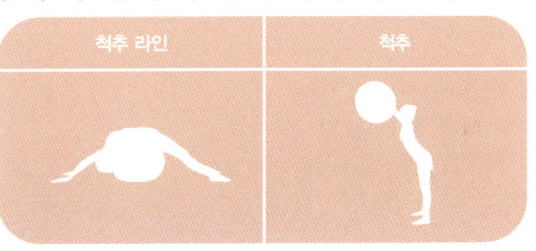

상체 이완하기

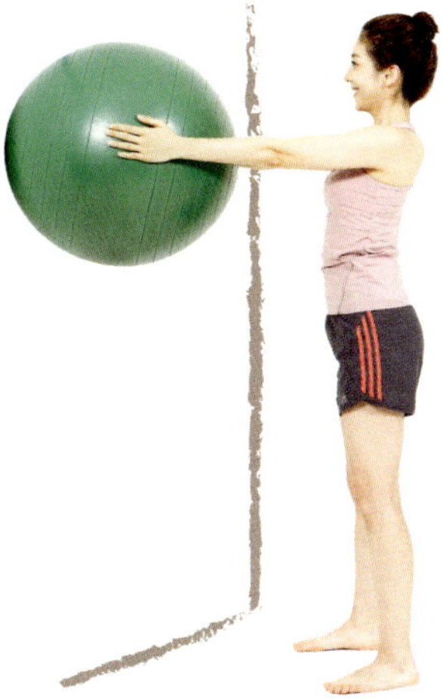

1
볼을 벽에다 대고 엉덩이너비로 서고 벽에서 60cm 정도 떨어져 선다.

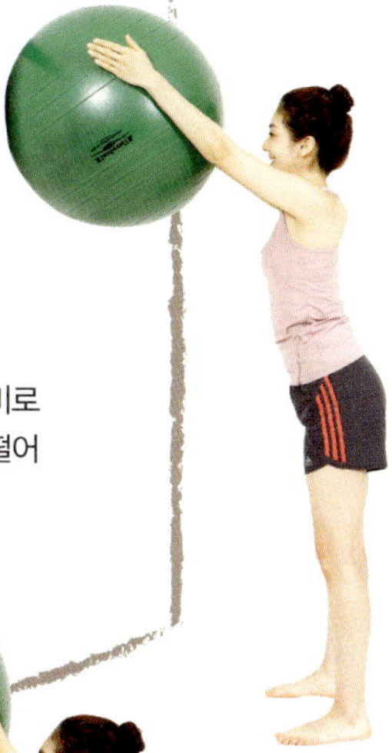

2
공 끝부분에 시선을 두고 팔꿈치를 구부리면서 양 손바닥은 서로 마주 본다.

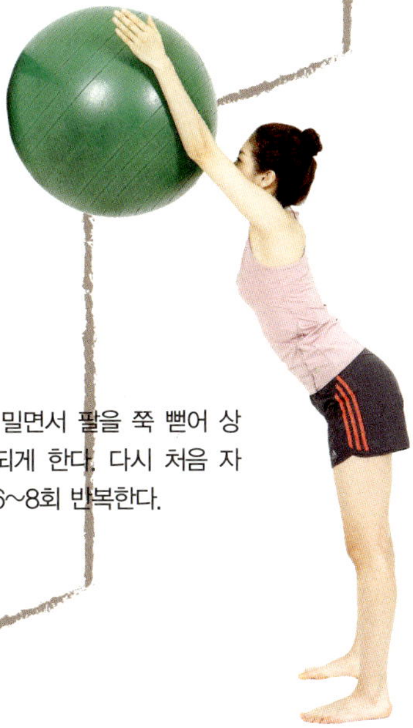

3
볼을 벽 쪽으로 밀면서 팔을 쭉 뻗어 상체가 스트레칭 되게 한다. 다시 처음 자세로 돌아온다. 6~8회 반복한다.

Check Point

허리가 과도하게 휘지 않게 하세요!

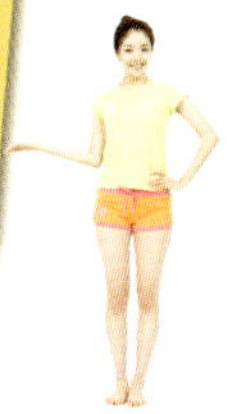

기구 스트레칭 수건

척추 펴기

척추를 펴고 뭉친 가슴을 이완시킨다.

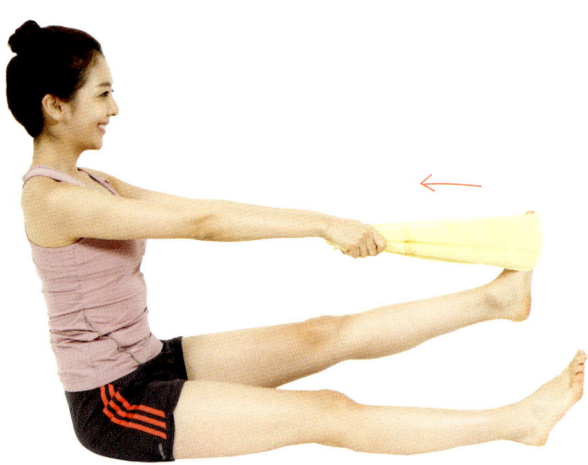

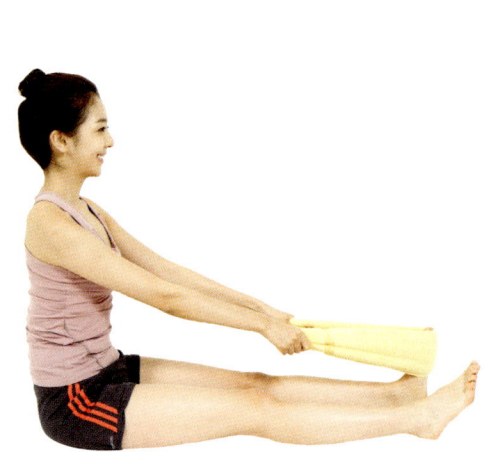

1 수건을 한쪽 발바닥 뒤에 대고 다리를 펴고 바르게 앉는다.

2 호흡을 들이쉬고 내쉬면서 수건을 이용해 한쪽 발을 들어 올리며 뒷다리가 스트레칭 되게 한다. 5회 반복한다.

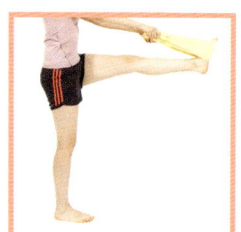

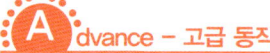 **A**dvance - 고급 동작
한 다리로 균형을 유지할 수 있으면 서서 스트레칭을 실시한다.

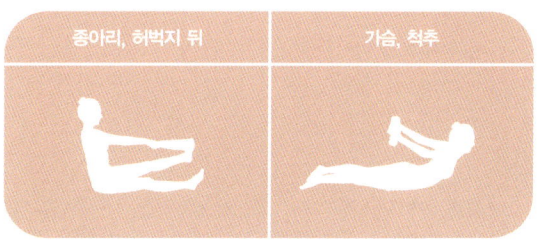

굽은 등 펴기

굽은 등을 펴는 데 효과적이고 뭉친 어깨를 동시에 풀어준다.

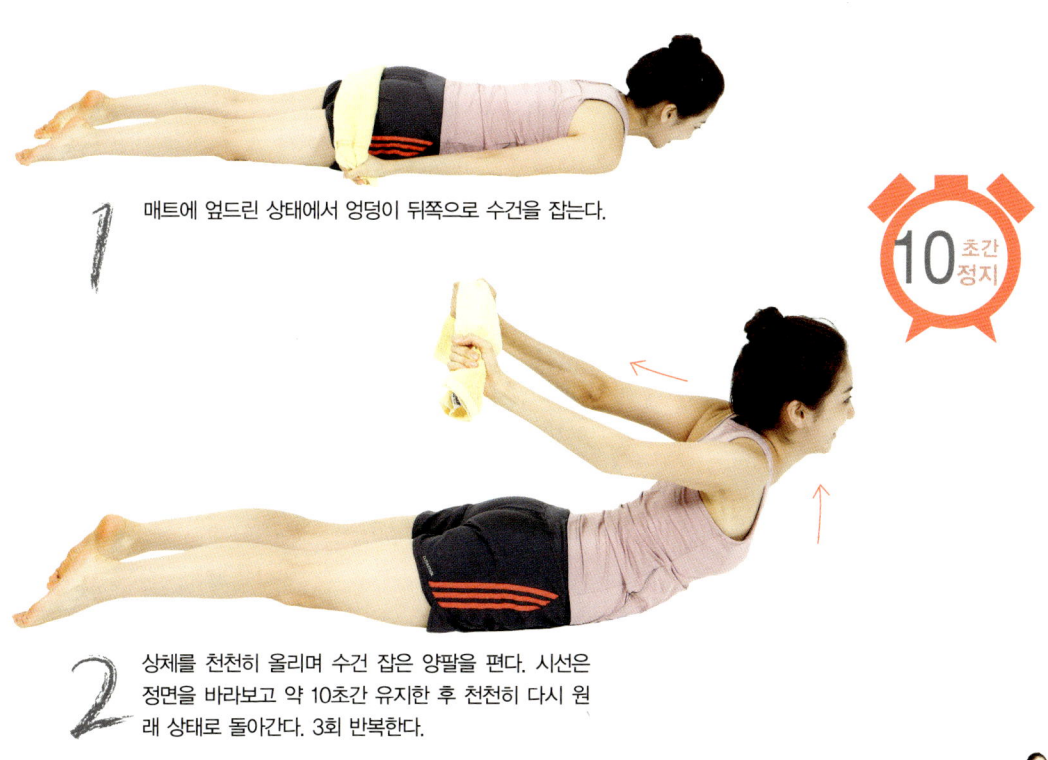

1. 매트에 엎드린 상태에서 엉덩이 뒤쪽으로 수건을 잡는다.

2. 상체를 천천히 올리며 수건 잡은 양팔을 편다. 시선은 정면을 바라보고 약 10초간 유지한 후 천천히 다시 원래 상태로 돌아간다. 3회 반복한다.

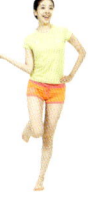

Check Point!
상체를 올릴 때 고개가 정면을 향하도록 허리를 들어주세요!

Let's Break~!

그녀가 속살을 숨기는 이유

파인 옷 입기엔 몸에 난 여드름이 많아요

여름을 위해 지난 시간 동안 꾸준한 스트레칭, 식이요법을 통해 몸매를 가꿔온 그녀. 하지만 노출이 심한 옷을 입고 싶어도 입을 수 없는 이유는 무엇일까? 울긋불긋 오돌토돌 숨기고 싶은 몸 곳곳에 난 여드름! 얼굴은 매끈해도 몸에 난 여드름은 사춘기를 방불케 해 가슴앓이를 하는 이들이 많다. 비키니부터 핫팬츠까지! 지금부터 여드름이 몸에 나는 이유와 해결 방법을 찾아보자!

SOS! 사춘기 때 얼굴을 뒤덮었던 여드름은 없어졌지만 등과 가슴의 여드름은 그대로입니다. 오히려 더 심해진 것 같기도 하고요. 몸에 나는 여드름의 원인은 무엇인가요? 얼굴에 나는 여드름과 다른 건가요?

Solution! 몸 여드름도 얼굴에 나는 여드름과 크게 다르지 않습니다. 과다한 피지 분비, 각질로 인한 모공 막힘, 세균 번식으로 인한 염증 등이 원인입니다. 유독 등이나 가슴에 여드름이 생기는 이유는 다른 부위에 비해 섬유, 머리카락과 마찰이 잦고 손이 잘 닿지 않아 깨끗하게 씻지 못하는 경우가 많기 때문입니다.

SOS! 얼굴에 난 여드름보다 몸에 난 여드름이 더 고치기 어렵다는 이야기를 자주 듣게 됩니다. 생활습관, 먹는 음식 등 몸 여드름을 예방하기 위해 지켜야 할 사항들에 대해 알려주세요.

Solution! 목 – 우선 목욕할 때 때수건이나 목욕 솔로 목을 박박 문지르는 일이 없도록 해야 합니다. 목은 생각보다 민감한 피부이기 때문입니다. 만약 목이나 가슴에 여드름이 있다면 목이 올라오는 스웨터 등은 피하는 것이 좋습니다.

Solution! 등 – 등은 피지 분비가 많은 부위인 반면 손이 닿기 어려워 관리가 쉽지 않습니다. 때문에 지성 피부용 비누를 이용해 깨끗하게 씻어주는 것이 중요합니다. 샤워 시에도 머리를 감은 후 몸을 씻어 피부에 샴푸나 린스 잔여물이 남지 않도록 합니다. 마지막으로 면으로 된 속옷을 입어 땀 흡수가 잘 되게 해야 합니다.

Solution! 가슴 – 몸에 달라붙는 나일론 소재나 땀 흡수가 안 되는 소재의 옷을 입게 되면 땀이 증발하지 않고 식기 때문에 여드름을 악화시키게 됩니다. 목욕 후에는 아스트린젠트와 같은 수렴 진정 성분의 화장수를 발라주는 것이 효과적입니다. 또 손으로 만지기 쉽기 때문에 흉터가 남기 쉽습니다. 피부를 문지르거나 손으로 눌러 짜는 일은 없도록 해야 합니다.

SOS! 몸이 건조하고 유분기가 적은데 여드름이 날수 있는 건가요? 보통 여드름이 나면 피지를 억제하는 제품을 사용하기 마련인데 이러한 경우에도 이런 제품을 사용해야 하는 건가요?

Solution! 몸이 건조하다고 여드름이 나지 않는 것은 아닙니다. 피부가 건조함을 느끼는 것은 표피지질이라는 성분이 부족하기 때문입니다. 여드름의 원인은 표피지질이 아니라 피지 때문이므로 몸이나 얼굴의 피부가 건조하더라도 여드름이 날 수 있습니다. 일반적으로 피지를 억제하는 제품은 몸의 피지뿐만 아니라 표피지질도 감소시켜 피부를 더 건조하게 만들 수 있으므로 사용에 주의를 요합니다. 사용하더라도 수분과 적당한 유분이 함유된 보습제를 건조한 부위에 부분적으로 발라주어야 합니다.

SOS! 이미 난 여드름은 어떻게 관리해야 할까요? 몸에 난 여드름도 종류가 다른데 각각 어떻게 대처해야 하는지 알려주세요.

Solution! 여드름을 손으로 짜면 세균에 의해 2차 감염이 될 수 있습니다. 또 압력이 고르게 가지 않아 여드름 고름이 밖으로 나오기는커녕 진피 속으로 더 깊이 들어가 염증이 악화되거나 피지선이 파괴될 수 있습니다. 그렇기 때문에 증세가 심하다면 피부과 상담을 받는 것이 가장 좋습니다. 굳이 짜야 한다면, 먼저 따뜻한 스팀 타월로 여드름을 눌러서 모공을 열어준 뒤 면봉 2개를 이용하여 여드름 부위에 대고 지긋이 눌러줍니다. 고름이 잡혀 있거나 발갛게 염증이 있는 여드름은 절대로 짜거나 건드려서는 안됩니다. 안에 있는 피지 덩어리가 나오고 난 후 알코올로 소독하고 냉장고에 넣어둔 아스트리젠트를 퍼프에 묻혀 눌러줍니다.

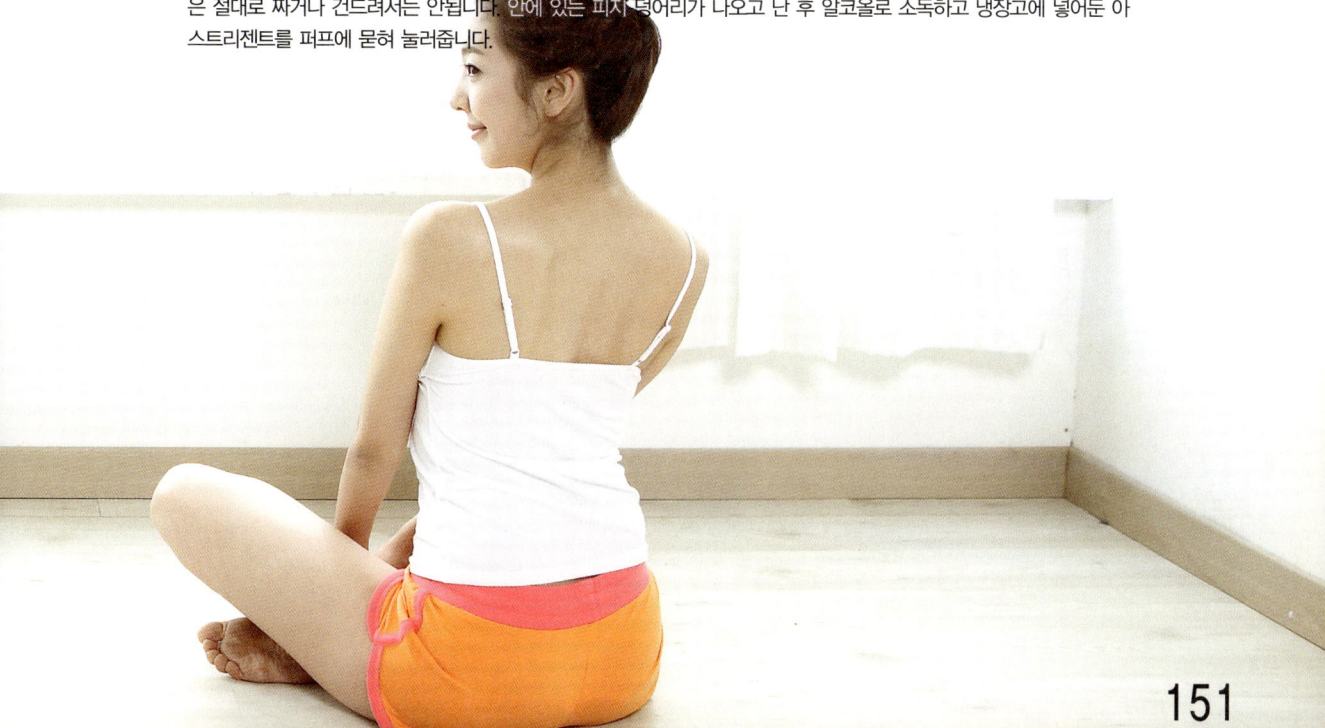

Dream of Body Shaping

DHC BS Program

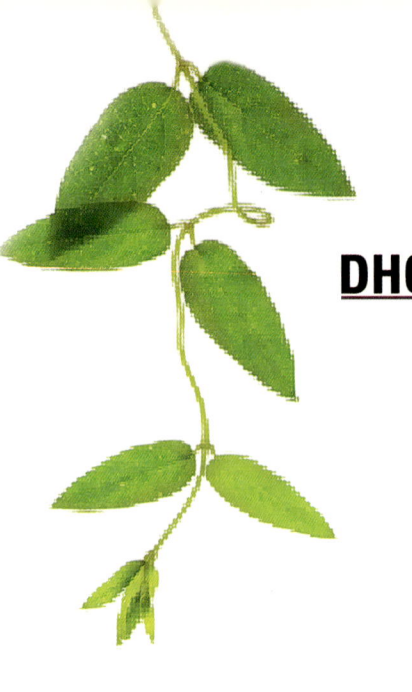

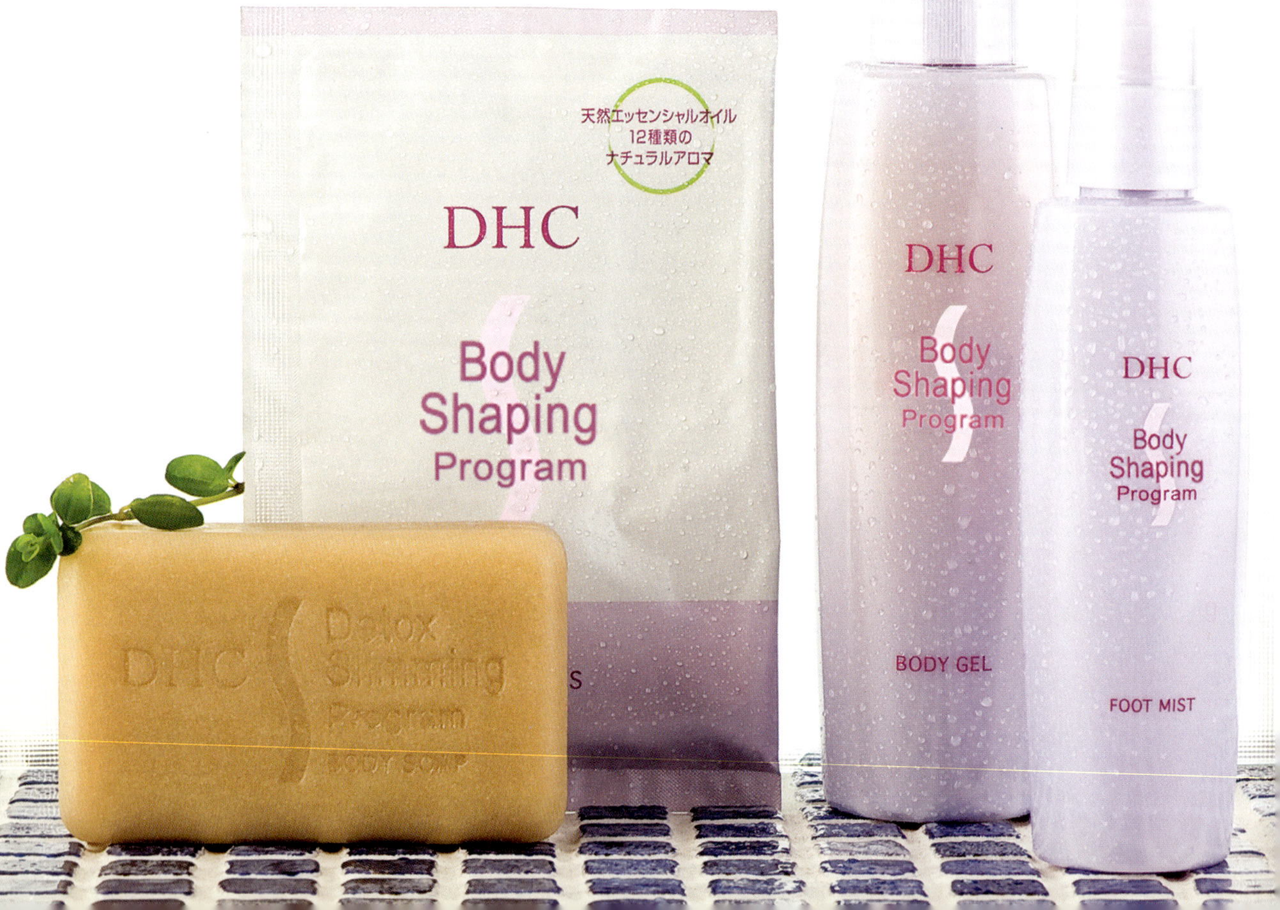